Deutsch für Ärztinnen und Ärzte – Arbeitsbuch

Martin Lechner • Ulrike Schrimpf

Deutsch für Ärztinnen und Ärzte – Arbeitsbuch

Fit für die Fachsprachprüfung, inkl. Online-Kurs

2. Auflage

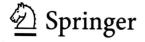 Springer

Martin Lechner
Berlin, Deutschland

Ulrike Schrimpf
Wien, Österreich

ISBN 978-3-662-65431-6   ISBN 978-3-662-65432-3 (eBook)
https://doi.org/10.1007/978-3-662-65432-3

Die Deutsche Nationalbibliothek verzeichnet diese Publikation in der Deutschen Nationalbibliografie;
detaillierte bibliografische Daten sind im Internet über http://dnb.d-nb.de abrufbar.

Planung und Lektorat: Ulrike Hartmann
Springer ist ein Imprint der eingetragenen Gesellschaft Springer-Verlag GmbH, DE und ist ein Teil
von Springer Nature.
Die Anschrift der Gesellschaft ist: Heidelberger Platz 3, 14197 Berlin, Germany

Vorwort zur 2. Auflage

» Es ist wichtiger zu wissen, welcher Mensch die Krankheit hat, als welche Krankheit der Mensch hat. (Hippokrates)

Liebe internationale Ärztinnen und Ärzte,

liebe Dozentinnen und Dozenten,

seit dem ersten Erscheinen des Trainingsbuchs „Deutsch für Ärztinnen und Ärzte", das zu unserer Freude mittlerweile in der 6. Auflage publiziert wird, sehen wir es als unsere zentrale Aufgabe an, die Kommunikation in der medizinischen Arbeit, im Krankenhaus und Praxisbetrieb, zwischen Ärztinnen und Ärzten einerseits und Patienten und Angehörigen andererseits, aber auch unter Kollegen, zu verbessern. Wie entscheidend eine erfolgreiche, empathische Kommunikation im Kontext von Krankheit und Gesundheit ist, welchen Einfluss sie auf die Compliance der Patienten und auf ihren Genesungsprozess hat, ist bekannt. Schon Hippokrates hält in dem vorgestellten Zitat fest, dass es in der Medizin zentral um den Menschen in seiner Eigenheit gehe, um das Gespräch, in dem wir uns ihm annähern, und um die Fähigkeit und die Möglichkeit, seiner individuellen Persönlichkeit und Krankengeschichte adäquat zu begegnen. Natürlich ist diese – kommunikative – Herausforderung für internationale Ärztinnen und Ärzte, deren Muttersprache nicht Deutsch ist, besonders anspruchsvoll. Sie und alle Dozentinnen und Dozenten, die Sie auf Ihrem Weg in den deutschen Arbeitsalltag begleiten, möchten wir mit dem vorliegenden Arbeitsbuch zusätzlich unterstützen.

Die Idee zu einem Arbeitsbuch zum Thema „Deutsch für Ärztinnen und Ärzte" ist direkt aus der Arbeit mit dem Trainingsbuch in den Kommunikationstrainings für Ärztinnen und Ärzte an der Charité International Academy (ChIA) entstanden. Das Trainingsbuch bildet dort die Grundlage der Kurse, die auf die Fachsprachprüfung und auf die berufliche Praxis vorbereiten. Für die praktische Erprobung des Gelernten waren dabei häufig zusätzliche Übungen vonnöten. Hierbei ging es vor allem um die Wiederholung und Vertiefung bestimmter kommunikativer Skills, beispielsweise für Anamnesegespräche, Aufklärungsgespräche, schriftliche Dokumentationen, Arztbriefe und natürlich für die Arzt-Arzt-Gespräche, also für Patientenvorstellungen. Die Übungen, die aus der Lehrerfahrung an der ChIA heraus entstanden sind, sind nun in dem vorliegenden Arbeitsbuch versammelt, dessen Gliederung der des Trainingsbuches folgt. Die Aufgaben zielen zentral auf die sprachliche Feinarbeit und bieten vielfältige Möglichkeiten, die berufliche Kommunikation zu verbessern. Damit stellt das Arbeitsbuch die ideale Ergänzung zu dem Trainingsbuch dar. Es kann im Fachsprachenunterricht in der Gruppe angewendet oder individuell von Einzelpersonen bearbeitet werden. Alle Aufgaben, die sich auch zur Bearbeitung durch Einzelpersonen eignen, sind als solche markiert. Selbstverständlich ist es auch möglich, diese in Partnerarbeit oder im Forum zu lösen. Mittels des ausgiebigen Lösungsteils, der auch den Dozenten eine wichtige Unterstützung bietet, ist es möglich, die bearbeiteten Aufgaben selbständig zu kontrollieren und zu korrigieren.

Für die 2. Auflage haben wir nun einige in der Unterrichtspraxis besonders beliebte Aufgaben sowie neue Themen hinzugefügt:

- 3 neue Fallbeispiele zur Anamnese und Dokumentation,
- eine Übung zur Übersetzung von eher umgangssprachlichen Patientenaussagen in die formelle Formulierung bei der Dokumentation.

Als neues Thema haben wir das wichtige Thema „empathische Rückmeldungen im Anamnesegespräch" ergänzt. Empathische Rückmeldungen sorgen im Anamnesegespräch für mehr Vertrauen. Fehlen sie, kann leicht der Eindruck entstehen, die Ärztin oder der Arzt interessiere sich nur für die Symptomatik, nicht aber für den Menschen dahinter. Bei der Übersetzung von Patientenaussagen steht die Erfahrung im Vordergrund, dass gerade der Umgang mit umgangssprachlichen Formulierungen eine gewisse Übung benötigt.

Unser herzlicher, großer Dank gilt allen Dozentinnen und Dozenten und allen Lernenden, die die Entwicklung unserer Lehrbücher kontinuierlich mit ihren Gedanken und Hinweisen bereichern, sowie Frau Ulrike Hartmann vom Springer Verlag, mit der uns seit dem ersten Erscheinen des Trainingsbuches „Deutsch für Ärztinnen und Ärzte" 2009 eine wunderbare, produktive, gegenseitig bereichernde Zusammenarbeit verbindet. Wir danken außerdem Frau Johanna Martin für ihr medizinisches Lektorat der Texte, mithilfe dessen wir die fachspezifische Qualität des Buches absichern konnten, und Margarethe Kohlenbach, von der das Minimodell Dokumentation entworfen wurde, das wir hier freundlicherweise abdrucken und nutzen durften.

Ein letztes Wort möchten wir an alle Ärztinnen, Gesundheits- und Krankenpflegerinnen, Patientinnen und andere Frauen richten, die im medizinischen Bereich tätig sind: Sie sind mit allen verwendeten männlichen Formen der Substantive selbstverständlich ebenso gemeint wie die Männer und mögen es uns verzeihen, dass wir keine adäquatere Lösung für die Ansprache aller Geschlechter gefunden haben.

Wir wünschen Ihnen viel Freude und Erfolg bei der Arbeit mit dem Buch und hoffen, dass es eine Bereicherung und Unterstützung für Ihr Lehren und Lernen darstellen wird!

Herzlich,

Ihr Martin Lechner und Ihre Ulrike Schrimpf
Berlin und Wien im Juli 2022

P.S. Im Online-Kurs ▶ www.deutschkurs-medizin.de **finden Sie weiteres Lernmaterial und einen onlinebasierten Vokabeltrainer.**

Zum Gebrauch des Buches:
Die Fachsprachprüfung in Deutschland

Die für die Berufsausübung erforderlichen Kenntnisse der deutschen Sprache, die sogenannten Fachsprachkenntnisse, orientieren sich in Deutschland für Ärztinnen und Ärzte am Sprachniveau C1.

Die Fachsprachprüfung, mit der das Sprachniveau getestet wird, unterscheidet sich in den verschiedenen Bundesländern; die Hauptthemen – Anamnese, Dokumentation, Patientenvorstellung – sind jedoch im Großen und Ganzen identisch.

Dieses Arbeitsbuch orientiert sich am Aufbau der Fachsprachprüfung in Berlin.

- Ärztinnen und Ärzte, die die Fachsprachprüfung in Berlin ablegen, werden von zwei Prüfern geprüft, von denen mindestens einer eine Ärztin oder ein Arzt ist.
- Die Fachsprachprüfung besteht aus drei jeweils 20-minütigen Prüfungsteilen, die auch das Arbeitsbuch gliedern:
- **Anamnese:** simuliertes Arzt-Patienten-Gespräch
- **Dokumentation:** schriftliche Zusammenfassung dieses Gesprächs
- **Arzt-Arzt-Gespräch:** Patientenvorstellung

Inhaltsverzeichnis

I Übungen

1	**Anamnese (Fachsprachprüfung Teil I)**	1
1.1	Fragen zur Anamnese formulieren	2
1.2	Patientensprache versus medizinische Fachsprache	5
1.3	Schmerzen beschreiben und unterscheiden	8
1.4	Empathische Rückmeldungen im Anamnesegespräch	9
2	**Die körperliche Untersuchung**	13
2.1	Die körperliche Untersuchung im Allgemeinen	14
2.2	Würfelspiel: Anweisungen und Erklärungen verbinden	17
3	**Ärztliche Aufklärung**	19
3.1	Sonografie (Ultraschall)	20
3.2	Computertomografie (CT)	22
3.3	Magnetresonanztomografie (MRT)	28
3.4	Herzkatheter-Untersuchung	33
3.5	Thoraxröntgenbild	37
3.6	Echokardiografie	39
3.7	Koloskopie	42
3.8	Gastroskopie (ÖGD)	48
4	**Dokumentation (Fachsprachprüfung Teil II)**	51
4.1	Indirekte Rede, Konjunktiv I: Aussagen des Patienten wiedergeben	52
4.2	Patientenaussagen im Konjunktiv 1: Gegenwart und Vergangenheit	55
4.3	Würfelspiel: „Was ist passiert?"	57
4.4	Verbal- und Nominalstil	58
4.5	Minimodelldokumentation	61
4.6	Training 1: Anamnese und Dokumentation	63
4.7	Dokumentation der aktuellen Anamnese	67
4.8	Training 2: Anamnese und Dokumentation	73
5	**Zusammenfassende Beurteilung in Arztbriefen**	79
5.1	Hürde: Arztbrief	80
5.2	Satzbau – TEKAMOLO	81
5.3	Passiv und Passiv mit Modalverben	82
5.4	Partizipien	84
5.5	Partizipialkonstruktionen und Relativsätze	85
5.6	Die zusammenfassende Beurteilung: Struktur und Verben	87
5.7	Zusammenfassende Beurteilung mit Lücken	93
5.8	Einen Arztbrief verfassen: Anamnese und zusammenfassende Beurteilung	94
6	**Arzt-Arzt-Gespräch – Patientenvorstellungen (Fachsprachprüfung Teil III)**	99
6.1	Patientenvorstellung Phlebothrombose	101
6.2	Patientenvorstellung Choledocholithiasis	106
6.3	Patientenvorstellung akute Pankreatitis	110

II Lösungen

1	Anamnese (Fachsprachprüfung Teil I)	115
2	Die körperliche Untersuchung	121
3	Ärztliche Aufklärung	123
4	Dokumentation (Fachsprachprüfung Teil II)	134
5	Arztbriefe und Epikrisen	144
6	Arzt-Arzt-Gespräch Patientenvorstellungen (Fachsprachprüfung Teil III)	150

Serviceteil

Anhang	154
Anamnesegespräch Eva Schneider	154

I Übungen

Anamnese (Fachsprachprüfung Teil I)

Inhaltsverzeichnis

1.1   Fragen zur Anamnese formulieren – 2

1.2   Patientensprache versus medizinische Fachsprache – 5

1.3   Schmerzen beschreiben und unterscheiden – 8

1.4   Empathische Rückmeldungen im Anamnesegespräch – 9

© Springer-Verlag GmbH Deutschland, ein Teil von Springer Nature 2022
M. Lechner, U. Schrimpf, *Deutsch für Ärztinnen und Ärzte – Arbeitsbuch*,
https://doi.org/10.1007/978-3-662-65432-3_1

1

1.1   Fragen zur Anamnese formulieren

Hinweis zum Lernen   Die folgende Übung ist ein Auszug aus dem Anamnesegespräch zu der Patientin Eva Schneider aus dem Buch „Deutsch für Ärztinnen
und Ärzte – Trainingsbuch". Das vollständige Anamnesegespräch finden Sie
im Anhang dieses Buches.

Übung alleine

> **Anamnese von Frau Schneider**
> Ergänzen Sie die Fragen, die Dr. Neuberger seiner Patientin stellen könnte.

— **Dr. Neuberger:** _____

_____

— **E. Schneider**: Seit gestern Abend habe ich Schmerzen im rechten Bein. Das
Bein ist auch dicker geworden und fühlt sich warm an. Ich habe versucht,
das Bein mit feuchten <u>Wickeln</u> zu kühlen, aber über Nacht ist es nur schlimmer geworden. Ich war dann in der Praxis von Frau Dr. Huth und die hat
mich ins Krankenhaus zu Ihnen eingewiesen.

— **Dr. Neuberger:** _____

_____

— **Eva Schneider**: Es ist der gesamte rechte Unterschenkel, vom Knie an abwärts.

— **Dr. Neuberger:** _____

_____

— **Eva Schneider**: Ich würde sagen, es ist am ehesten ein Drücken.

— **Dr. Neuberger:** _____

_____

— **Eva Schneider**: Nein, das kann ich nicht sagen. Es ist einfach nur der Unterschenkel, aber vielleicht besonders in der Wade.

— **Dr. Neuberger:** _____

_____

— **Eva Schneider**: Nein, verletzt habe ich mich nicht. Das war ja das Komische.
Es hat einfach so auf der Arbeit angefangen. Im Stehen sind die Schmerzen
dann immer stärker geworden. Ein wenig besser wurde es, als ich zu Hause
die Beine höhergelegt habe. Die Kühlung hat, wie gesagt, nichts gebracht.

— **Dr. Neuberger:** _____

_____

— **Eva Schneider:** Also, die Schmerzen haben gegen Ende meiner Schicht angefangen. Ich dachte erst nur, dass meine Beine müde wären. Ich arbeite ja als Verkäuferin in einem großen Kaufhaus. Da muss ich den ganzen Tag stehen.

— **Dr. Neuberger:** _____

_____

— **Eva Schneider:** Ja, ich habe den Eindruck, dass mein Unterschenkel auch röter geworden ist seit gestern Abend.

— **Dr. Neuberger:** _____

_____

— **Eva Schneider:** Nein, sonst fühle ich mich gut.

— **Dr. Neuberger:** _____

_____

— **Eva Schneider:** Nein, da fällt mir nichts ein, außer mein Heuschnupfen. Ich bin allergisch gegen Gräser. Und dann hatte ich noch eine Operation am Blinddarm. Aber das ist schon 10 Jahre her.

— **Dr. Neuberger:** _____

_____

— **Eva Schneider:** Gegen Heuschnupfen nehme ich zurzeit Lorotadin, aber nur während der Saison. Sonst nur die Pille.

— **Dr. Neuberger:** _____

_____

— **Eva Schneider:** 28 Jahre alt.

— **Dr. Neuberger:** _____

_____

— **Eva Schneider:** Ich bin 165 cm groß und wiege 78 kg. Mein Gewicht hat sich kaum verändert. Vielleicht habe ich etwas zugenommen.

1

▬ **Dr. Neuberger:** _____

_____

▬ **Eva Schneider**: Nein, die <u>Regel</u> ist unverändert. Und die Pille habe ich jeden Tag genommen.

▬ **Dr. Neuberger:** _____

_____

▬ **Eva Schneider**: Nun ja, ich rauche, aber sonst nichts.

▬ **Dr. Neuberger:** _____

_____

▬ **Eva Schneider**: Ungefähr eine halbe Schachtel pro Tag. …

Übung alleine

Medizinische Fachbegriffe
Überlegen Sie, was die unterstrichenen Wörter im Anamnesegespräch bedeuten. Finden Sie die passenden medizinischen Fachbegriffe zu ihnen und ergänzen Sie dazu die folgende Tabelle.

(Mündliche) Umgangssprache	Medizinische Fachsprache/Erklärung
der (feuchte) Wickel, die (feuchten) Wickel	
der Heuschnupfen	
der Blinddarm	
die Pille	
die Regel	

1.2 Patientensprache versus medizinische Fachsprache

Die Art und Weise, wie Ärzte und Patienten Symptome beschreiben und Krankheiten benennen, unterscheidet sich mitunter stark. So könnte ein Patient zum Beispiel Erkältungssymptome beschreiben, indem er sagt: „Mir läuft die ganze Zeit die Nase."

In einer Dokumentation des Falls würde der Arzt aber den Begriff „Rhinitis" verwenden.

Arbeit alleine

Fachbegriffe ergänzen

Lesen Sie die folgenden Patientenaussagen und finden Sie mithilfe der Tabelle die passenden Fachbegriffe für die Beschreibungen der Patienten.

Tipp: Auf manche Beschreibungen trifft derselbe Fachbegriff zu.

Herz-Kreislauf
- „Und dann habe ich immer dieses schreckliche Herzrasen, Frau Doktor."
- „Manchmal habe ich morgens Wasser in den Beinen."
- „Mir tut der Brustkorb weh; das geht bis hoch in die Schulter."
- „Einmal waren sogar meine Finger so seltsam bläulich angelaufen."
- „Gelegentlich stolpert mein Herz."
- „Oft bin ich auch komplett antriebslos."
- „Manchmal sind meine Beine angeschwollen."
- „Aber diese blöden Wassertabletten nehme ich immer, Herr Doktor."

Atemwege
- „Hätten Sie nicht ein Mittel gegen diesen furchtbaren Husten?"
- „Bitte, Frau Doktor, ich bräuchte was, um diesen Schleim zu lösen, ich krieg den einfach nicht rausgehustet."
- „Ich habe so schreckliche Atemnot."
- „Das Fieber geht zwar immer wieder weg, Herr Doktor, aber es kommt auch immer wieder."
- „Ganz ehrlich, ich glaube, ich habe eine Lungenentzündung."
- „Und dann muss ich immer so ganz schnell atmen."
- „Wissen Sie, ich glaube, mein Kind hat eine Erbse eingeatmet."
- „Und dann hab ich immer so einen Frosch im Hals und muss mich ständig räuspern."

Verdauung
- „Nach dem Essen habe ich immer diese Magenkrämpfe."
- „Gestern habe ich mich erschrocken, da war ein bisschen Blut am Stuhl."
- „Nachts ist es manchmal eklig: Wenn ich liege, läuft etwas aus dem Magen in den Hals hoch. Das brennt fürchterlich!"
- „Manchmal habe ich tagelang Durchfall."
- „Heute Morgen war es schlimm, da hatte ich Blut im Urin."
- „Und vorgestern, oh Gott, Herr Doktor, da habe ich Blut erbrochen, Blut!"
- „Oft habe ich auch überhaupt keinen Appetit."
- „Mir ist die ganze Zeit schlecht und hier (zeigt auf den Magen) sticht es so komisch."
- „Ich hasse dieses blöde Sodbrennen, Frau Doktor! Kann man da nicht irgendetwas machen?"

1

Patientenbeschreibung	Fachbegriff
Herz-Kreislauf	
„Und dann habe ich immer dieses schreckliche Herzrasen, Frau Doktor."	*die Tachykardie*
„Manchmal habe ich morgens Wasser in den Beinen."	
„Mir tut der Brustkorb weh, das geht bis hoch in die Schulter."	
„Einmal waren sogar meine Finger so seltsam bläulich angelaufen."	
„Gelegentlich stolpert mein Herz."	
„Oft bin ich auch komplett antriebslos."	
„Manchmal sind meine Beine an-geschwollen."	
„Aber diese blöden Wassertabletten nehme ich immer, Herr Doktor."	
Atemwege	
„Hätten Sie nicht ein Mittel gegen diesen furchtbaren Husten?"	
„Bitte, Frau Doktor, ich bräuchte was, um diesen Schleim zu lösen, ich krieg den einfach nicht rausgehustet."	
„Ich habe so schreckliche Atemnot."	
„Das Fieber geht zwar immer wieder weg, Herr Doktor, aber es kommt auch immer wieder."	
„Ganz ehrlich, ich glaube, ich habe eine Lungenentzündung."	
„Und dann muss ich immer so ganz schnell atmen."	
„Wissen Sie, ich glaube, mein Kind hat eine Erbse eingeatmet."	
„Und dann hab ich immer so einen Frosch im Hals und muss mich ständig räuspern."	
Verdauung	
„Nach dem Essen habe ich immer diese Magenkrämpfe."	
„Mir ist die ganze Zeit schlecht und hier (zeigt auf den Magen) sticht es so komisch."	
„Gestern habe ich mich erschrocken, da war ein bisschen Blut am Stuhl."	

Patientenbeschreibung	Fachbegriff
„Nachts ist es manchmal eklig: Wenn ich liege, läuft etwas aus dem Magen in den Hals hoch. Das brennt fürchterlich!"	
„Manchmal habe ich tagelang Durchfall."	
„Heute Morgen war es schlimm, da hatte ich Blut im Urin."	
„Und vorgestern, oh Gott, Herr Doktor, da habe ich Blut erbrochen, Blut!"	
„Oft habe ich auch überhaupt keinen Appetit."	
„Ich hasse dieses blöde Sodbrennen, Frau Doktor! Kann man da nicht irgendetwas machen?"	

1

1.3 Schmerzen beschreiben und unterscheiden

Arbeit alleine, zu zweit und in der Gruppe

Assoziogramm Schmerzarten
Welche Arten von Schmerzen gibt es? Überlegen Sie und gestalten Sie ein Assoziogramm (◨ Abb. 1.1).

Übung alleine

Typische Schmerzursachen
Überlegen Sie nun, welche Schmerzen in welchen Situationen auftreten können und für welche Symptome/Krankheiten diese typisch sind.
    Nutzen Sie dazu die folgende Tabelle:

Schmerzart	Symptom/Krankheit	Symptom/Krankheit	Symptom/Krankheit
brennende Schmerzen	*beim Wasserlassen: Harnwegsinfekt*		
stechende Schmerzen			
drückende Schmerzen/Druckschmerzen			
dumpfe Schmerzen			
klopfende Schmerzen			
ziehende Schmerzen			
ausstrahlende Schmerzen			
wellenförmige Schmerzen			
krampfartige Schmerzen			
Vernichtungsschmerz			
Phantomschmerzen			

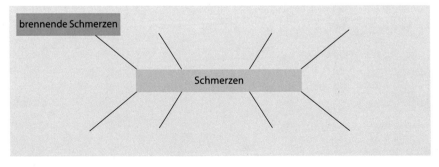

◨ **Abb. 1.1** Assoziogramm Schmerzarten

1.4 Empathische Rückmeldungen im Anamnesegespräch

Gewinnbringend von sprachlichen Schemata abweichen Bei den Fachspracheübungen für Ärztinnen und Ärzte wird immer auch geprüft, ob es den Prüflingen in den Anamnesegesprächen gelingt, nicht nur gewissermaßen automatisiert eine Frage an die nächste zu reihen, sondern auch individuell auf Äußerungen der Simulationspatientinnen und -patienten einzugehen. Das passende Bewertungskriterium dazu lautet z. B. in der Berliner Fachsprachenprüfung „Der Kandidat/die Kandidatin weicht gewinnbringend von vorgegebenen Schemata ab".

Die folgenden Übungen dienen dazu, diese wichtige Kompetenz zu trainieren.

Übung alleine

> **Empathische Wörter und Redewendungen erkennen**
>
> Lesen Sie die folgenden Kommunikationsbeispiele, in denen die Ärztinnen und Ärzte individuell und empathisch auf die Ängste, Sorgen und Gefühle ihrer Patientinnen und Patienten eingehen. Unterstreichen Sie die Worte und Redewendungen, mit denen die Ärztinnen und Ärzte besonders ihre Empathie zeigen.

Beispiel
- **Patient**: Also, ehrlich gesagt, kann ich mir eine Krankheit beruflich derzeit gar nicht leisten.
- **Arzt**: <u>Sie stehen beruflich ganz schön unter Druck, oder?</u>
- **Patient**: Das kann man wohl sagen.
- **Arzt**: Na gut, dann lassen Sie uns mal schauen, was mit Ihnen los ist.

Beispiel 1
- **Patient**: Meine Frau ist nach 30 Jahren Ehe gestorben, und ich vermisse sie
- sehr.
- **Ärztin**: Das ist eine lange Zeit, die Sie zusammen waren.
- **Patient**: Allerdings.
- **Ärztin**: Das ist jetzt sicher nicht leicht für Sie.

Beispiel 2
- **Patientin**: Meine Mutter hatte auch immer diese komischen Brustschmerzen, und dann ist sie an einem Herzinfarkt verstorben. Deshalb mache ich mir jetzt ziemliche Sorgen.
- **Ärztin**: Sie fürchten, dass Sie vielleicht auch einen Herzinfarkt erleiden könnten?
- **Patientin**: Ja genau, das ging damals von einem Tag auf den anderen bei ihr.
- **Ärztin**: Das tut mir leid. Aber es ist gut, dass Sie so schnell zu uns gekommen sind. Jetzt können wir genau schauen, was Ihnen fehlt, und wie wir Ihnen helfen können.

Beispiel 3
- **Patient**: Ich will auf keinen Fall operiert werden, Frau Doktor, ich kann nicht so lange ins Krankenhaus, ich habe zwei Kinder.
- **Ärztin**: Sie machen sich Sorgen, dass Sie sich nicht um Ihre Kinder kümmern können?
- **Patient**: Ja, genau, mein Mann arbeitet immer.
- **Ärztin**: Ich verstehe. Trotzdem wollen wir uns um Ihre Gesundheit kümmern, Frau Meise.

1

Beispiel 4

- ▬ **Patientin mit Verdacht auf dekompensierte Herzinsuffizienz, die Angst hat, ins Pflegeheim zu kommen (*stützt sich beim Sprechen auf*):** So schlimm ist das gar nicht mit der Atemnot. Wenn ich eine Pause mache, dann geht das ganz schnell wieder weg.
- ▬ **Arzt**: Aber ich sehe, dass Sie sich jetzt aufstützen, um besser Luft zu bekommen.
- ▬ **Patientin**: Ja, schon, aber nur, weil ich ein bisschen aufgeregt bin.
- ▬ **Arzt**: Aber es wäre doch schön, wenn Sie sich wieder etwas sicherer fühlen und besser atmen könnten, oder?

Beispiel 5

- ▬ **Patient**: Gestern bin ich noch gejoggt, und heute liege ich plötzlich im Krankenhaus und kann nicht aufstehen. Ich verstehe die Welt nicht mehr! Ich war immer fit, rauche nicht, trinke nicht. Warum passiert das ausgerechnet mir?
- ▬ **Arzt:** Es ist ein Schock für Sie, dass Sie jetzt im Krankenhaus sind und sich nicht gut bewegen können. Das ist verständlich! Ich verspreche Ihnen, dass Sie hier in guten Händen sind. Wir tun alles, was in unseren Kräften steht, damit Sie bald wieder gesund werden.

Übung alleine

> **Empathische Äußerungen vervollständigen**
>
> Vervollständigen Sie die Äußerungen von verschiedenen Ärztinnen und Ärzten, mit denen sie auf Sorgen und Ängste ihrer Patientinnen und Patienten reagieren.
>
>   Verwenden Sie dazu die folgenden Wörter:
>
>   Druck, hilft, halten, Sorge, durchhalten, erhoffen, nachvollziehen, quälen, verstehe, nachempfinden, Ruhe, entscheiden

Übung 1

Patient: Ich wette, ich kann heute Nacht nicht schlafen, weil ich so aufgeregt vor der OP bin.

Ärztin: Ich verstehe Ihre _____. Es kommt häufig vor, dass Patienten im Krankenhaus nicht besonders gut schlafen. Wir können Ihnen gerne eine Schlaftablette geben, damit Sie besser schlafen. Sie müssen sich auf keinen Fall _____.

Übung 2

Patientin: Ich habe meiner Tochter versprochen, dass ich in einer Woche wieder raus aus dem Krankenhaus bin. Aber jetzt bin ich schon zwei Wochen hier. Meine Tochter wird denken, dass ich sie angelogen habe. Sie ist noch so klein …

Arzt: Sie machen sich Sorgen, weil Sie länger als geplant im Krankenhaus sind. Das kann ich gut _____. Vielleicht _____ es Ihnen, wenn Sie sich und Ihrer Tochter klarmachen, dass Sie länger hier sind als gedacht, damit wir Ihnen besser helfen können.

Übung 3

Patientin: Ich mache mir Sorgen, dass ich nach der OP nicht mehr so mobil bin wie vorher. Das wäre eine Katastrophe! Wie soll ich mich dann um meinen Mann kümmern können?

Ärztin: Der Gedanke, dass die Operation nicht so gut verläuft wie Sie es sich

_____, macht Ihnen zu schaffen. Das kann ich

gut _____. Was kann ich tun, damit Sie sich nicht so

viele schwere Gedanken machen?

Übung 4

Patient: Ich habe totalen Hunger, ich halte das nicht mehr aus! Ich bin jetzt seit heute Morgen nüchtern, und es immer noch nicht klar, wann ich endlich operiert werde. Das sind doch keine Zustände!

Arzt: Ja, das ist anstrengend für Sie, das _____ ich. Es ist aber not-

wendig, dass Sie noch ein bisschen _____, denn

es kann lebensgefährlich sein, wenn man bei einer Operation nicht nüchtern ist.

Übung 5

Patientin: Ich kann auf keinen Fall mit dem Rauchen aufhören, lieber sterbe ich. Das macht mir total Angst, wirklich! Ich habe das schon xmal in meinem Leben probiert, glauben Sie mir, ich schaffe das einfach nicht. Ich schaffe das nicht!

Ärztin: Ich kann verstehen, dass die Vorstellung, mit dem Rauchen aufzuhören,

Sie unter _____ setzt! Immerhin ist das eine Abhängigkeit, und Sie

rauchen schon lange. Ich schlage Ihnen vor, dass Sie sich einfach anhören, was

wir Ihnen zu dem Thema zu sagen haben, und in _____ die Broschü-

ren durchlesen, die wir Ihnen geben werden. Dann überlegen wir gemeinsam,

wie wir das Thema so angehen können, dass es sich möglichst stimmig für Sie

anfühlt. Sie müssen jetzt nichts _____. Lassen Sie sich Zeit!

Was _____ Sie davon?

1

Übung alleine

> **Empathische Reaktionen formulieren**
> Überlegen Sie sich nun, wie Sie möglichst empathisch auf die folgenden Äußerungen von Patientinnen und Patienten reagieren könnten und notieren Sie diese.

Patient: Die Diagnose hat mich sehr erschreckt.

Arzt: _____

_____

Patientin: Ich habe Angst, dass mir nach der Chemo die Haare ausfallen.

Ärztin: _____

_____

Patientin: Kortison hat doch schlimme Nebenwirkungen, oder?

Arzt: _____

_____

Patient: Ich mache mir Sorgen, dass ich nicht mehr arbeiten kann.

Ärztin: _____

_____

Patient: Meine größte Angst ist, dass ich mal im Rollstuhl sitzen muss.

Arzt: _____

_____

Patientin: Ich habe im Beipackzettel von den Nebenwirkungen gelesen. Das macht mir ziemliche Sorgen.

Ärztin: _____

_____

Übung zu zweit oder in der Gruppe

> **Empathische Anamnesegespräche üben**
> Üben Sie zu zweit verschiedene Gesprächssituationen im Rahmen von Anamnesegesprächen, in denen Ärztinnen und Ärzte empathisch auf die Äußerungen der Patientinnen und Patienten eingehen müssen.
> Wechseln Sie dabei die Rollen, so dass jede und jeder mindestens einmal die Ärztin bzw. den Arzt spielt und einmal die Patientin bzw. den Patienten.

Die körperliche Untersuchung

Inhaltsverzeichnis

2.1   Die körperliche Untersuchung im Allgemeinen – 14

2.2   Würfelspiel: Anweisungen und Erklärungen verbinden – 17

© Springer-Verlag GmbH Deutschland, ein Teil von Springer Nature 2022
M. Lechner, U. Schrimpf, *Deutsch für Ärztinnen und Ärzte – Arbeitsbuch*,
https://doi.org/10.1007/978-3-662-65432-3_2

2

2.1 **Die körperliche Untersuchung im Allgemeinen**

Umso besser ein Patient versteht, was Sie bei und mit ihm machen und warum, z. B. bei der körperlichen Untersuchung, desto weniger Angst wird er haben. Desto mehr wird er Ihnen vertrauen und seine Compliance wird sich verbessern. Umso besser die Compliance des Patienten ist, desto besser sind seine Chancen auf eine schnelle und nachhaltige Heilung. Es ist daher wichtig, dass Sie, zum Beispiel bei der körperlichen Untersuchung, dem Patienten in möglichst einfachen, verständlichen Worten erklären, was Sie machen, und die einzelnen Untersuchungsschritte erläutern. In der Regel kündigen Sie **vor** dem nächsten Untersuchungsschritt an, was Sie tun werden, d. h. Sie verwenden die grammatikalische Zeit des **Futur I** oder, noch höflicher, den **Konjunktiv II**.

Bildung von Futur I und Konjunktiv II   Das **Futur I** wird im Deutschen mit dem konjugierten Hilfsverb „werden" und dem Infinitiv gebildet. Bitte achten Sie dabei auf die unregelmäßige Bildung von „werden".

Beispiel Futur I:
- untersuchen → ich werde Sie untersuchen
- abtasten → ich werde Ihren Bauch abtasten

ich werde lernen
du **wirst** lernen
er/sie/es **wird** lernen
wir werden lernen
ihr werdet lernen
sie/Sie werden lernen

Die einfachste und heute geläufigste Form, den **Konjunktiv II** zu bilden, ist die folgende:
konjugiertes Verb „würden" + Infinitiv

Beispiel Konjunktiv II
- untersuchen → ich würde Sie untersuchen
- abtasten → ich würde Ihren Bauch abtasten

ich würde untersuchen
du würdest untersuchen
er/sie/es würde untersuchen
wir würden untersuchen
ihr würdet untersuchen
sie/Sie würden untersuchen

Alle Verben haben allerdings auch eigene Konjunktiv II-Formen, die ohne das Hilfsverb „würden" gebildet werden. Zur näheren Information lesen Sie dazu bitte in entsprechenden Grammatik-/Deutschlernbüchern nach.

Übung alleine

> **Körperliche Untersuchung beschreiben**
> Üben Sie das Formulieren und Erklären von Untersuchungsschritten bei der
> körperlichen Untersuchung, indem Sie aus den genannten Wörtern und Satz-
> gliedern Sätze in der ersten Person Singular im Futur I und Konjunktiv II mit
> „würde" bilden.
>
> **Tipp:** Achten Sie darauf, dass Sie die Patienten durchgehend siezen, und dass
> Sie die richtigen Präpositionen mit den passenden Fällen verwenden.

Beispiel Augen/untersuchen
- Futur I: Ich <u>werde</u> jetzt Ihre Augen <u>untersuchen</u>.
- Konjunktiv II: Ich würde nun gerne Ihre Augen untersuchen.

Kopf
- Pupillen/testen/kleine Taschenlampe _____

_____

- Geräusch/machen/Nähe/Ohren _____

_____

- stellen/hinter/Schilddrüse/tasten _____

_____

Brust
- Brust/untersuchen _____

_____

- Lymphknoten/Achseln/tasten _____

_____

Herz
- Blutdruck/messen _____

_____

- Pulse/tasten _____

_____

Lunge
- Lungen/abhören _____

_____

2

Abdomen
- Bauch/untersuchen _____

  _____

- Bauch/abhören _____

  _____

- Bauch/abtasten _____

  _____

- vorsichtig/drücken/loslassen _____

  _____

2.2 Würfelspiel: Anweisungen und Erklärungen verbinden

Häufig werden Anweisungen und Erklärungen gleichzeitig gegeben, damit der Patient weiß, warum er z. B. die geforderte Bewegung ausführen soll. Grammatisch lassen sich Anweisungen und Erklärungen zum Beispiel mit „dazu" oder „damit" verbinden.

Beispiel:
- **Anweisung:** Oberkörper frei machen
- **Erklärung:** körperlich untersuchen
- **Verbindung mit „dazu":** Als nächstes würde ich Sie gerne körperlich untersuchen. _Dazu_ würde ich Sie bitten, den Oberkörper freizumachen.
- **Verbindung mit „damit":** _Damit_ ich Sie körperlich untersuchen kann, würde ich Sie bitten, den Oberkörper freizumachen.
  Oder: Ich würde Sie bitten, den Oberkörper freizumachen, _damit_ ich Sie körperlich untersuchen kann.

Übung zu zweit oder in der Gruppe

> **Würfelspiel**
>
> Rücken Sie so viele Felder vor, wie Ihr Würfel zeigt. Formulieren Sie mit den Worten des neuen Feldes eine Erklärung und eine Anweisung und verbinden Sie beide mit „damit" oder „dazu". Wenn Sie einen Fehler machen, müssen Sie zurück auf Ihr letztes Feld. Gewonnen hat, wer zuerst _drei_ Runden geschafft hat (◻ Abb. 2.1).

2

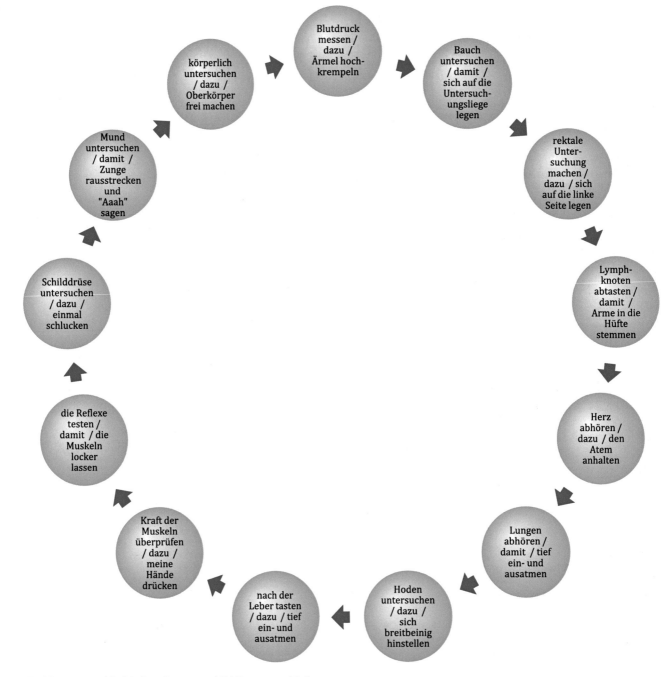

□ **Abb. 2.1**   Würfelspiel: Anweisungen und Erklärungen verbinden

Ärztliche Aufklärung

Inhaltsverzeichnis

3.1   Sonografie (Ultraschall) – 20

3.2   Computertomografie (CT) – 22

3.3   Magnetresonanztomografie (MRT) – 28

3.4   Herzkatheter-Untersuchung – 33

3.5   Thoraxröntgenbild – 37

3.6   Echokardiografie – 39

3.7   Koloskopie – 42
3.7.1   Ablauf einer Koloskopie – 42
3.7.2   Vorbereitung auf die Koloskopie: Darmreinigung – 46

3.8   Gastroskopie (ÖGD) – 48

© Springer-Verlag GmbH Deutschland, ein Teil von Springer Nature 2022
M. Lechner, U. Schrimpf, *Deutsch für Ärztinnen und Ärzte – Arbeitsbuch,*
https://doi.org/10.1007/978-3-662-65432-3_3

3.1 Sonografie (Ultraschall)

Übung alleine

> **Lückentext „Sonografie"**
> Ergänzen Sie den Lückentext zum Thema „Sonografie" mit den folgenden Wörtern: Röntgen, Körper, Vorteile, Strahlen, eingeschränkten, untersucht, Bilder, ungefährlich, Organe

Bei einem Ultraschall sendet ein Schallgeber Schwingungen aus, die auf den

_____ des Patienten treffen und von seinen Geweben und inneren

Organen reflektiert werden. Ein Schallempfänger nimmt die zurückgesand-

ten Schwingungen wieder auf. Auf diese Weise können zweidimensionale

_____ erstellt werden, die es den Ärzten ermöglichen, sich

eine räumliche Vorstellung von Größe, Form und Struktur der untersuchten

_____ zu machen.

Die Sonografie hat viele _____: Da keine gefährlichen Strahlen

ausgesendet werden, ist sie völlig _____. Durch den Einsatz der So-

nografie können zahlreiche Erkrankungen schneller _____ werden.

Die meisten Ultraschall-Geräte sind leicht transportabel, und der Arzt kann sie

direkt am Krankenbett einsetzen. Befunde lassen sich rasch, kostengünstig und

risikoarm überprüfen. Die Aussagekraft der Ultraschalluntersuchung bleibt

auch bei einer _____ oder aufgehobenen Organfunktion er-

halten. Durch das Verfahren der Sonografie lassen sich andere Verfahren, wie

zum Beispiel das _____, vermeiden oder gezielt einsetzen. Im

Vergleich zur Röntgendiagnostik ist es auch von Vorteil, dass der Patient nicht

mit _____ belastet wird.

Übung alleine

Sonografie verständlich erklären

Erklären Sie mit eigenen Worten das Verfahren der Sonografie. Achten Sie darauf, dass Sie folgende Aspekte erwähnen/erläutern:
- Was versteht man unter Ultraschall?
- Was kann man mithilfe einer Sonografie darstellen?
- Was sind die Vorteile der Sonografie?
- Was sind die Risiken oder Nebenwirkungen einer Sonografie?
- Inwieweit unterscheidet sich die Sonografie vom Röntgen?

Sollten Sie noch Probleme mit den Formulierungen haben, können Sie folgende Satzteile zu Hilfe nehmen:
- Was versteht man unter Ultraschall?
  - Ultraschall bedeutet, dass …
  - Unter Ultraschall versteht man, dass …
  - Als Ultraschall bezeichnet man …
- Was kann man mithilfe einer Sonografie darstellen?
  - Mithilfe einer Sonografie ist es möglich, … darzustellen.
  - Man kann mithilfe einer Sonografie … darstellen.
  - Eine Sonografie ermöglicht es, … darzustellen.
- Was sind die Vorteile der Sonografie?
  - Die Vorteile der Sonografie sind: …
  - Die Sonografie hat folgende Vorteile: …
  - Die Tatsache, dass … und dass …, sind Vorteile der Sonografie.
- Was sind die Risiken oder Nebenwirkungen einer Sonografie?
  - Eine Sonografie birgt keine Risiken in sich.
  - Eine Sonografie hat keine Nebenwirkungen.
  - Die Untersuchungsmethode der Sonografie ist nicht mit Risiken oder Nebenwirkungen verbunden.
- Inwieweit unterscheidet sich die Sonografie vom Röntgen?
  - Die Sonografie unterscheidet sich insofern vom Röntgen, als dass …
  - Im Vergleich zum Röntgen/zur Röntgendiagnostik wird der Patient bei der Sonografie nicht …
  - Verglichen mit dem Röntgen, ist die Sonografie …

3.2 Computertomografie (CT)

Übung alleine

> **Aufklärungsgespräch zur Computertomografie**
> Lesen Sie das folgende Aufklärungsgespräch zur Durchführung einer Computertomografie und unterstreichen Sie alle Wörter und Begriffe, die Ihnen dafür wesentlich erscheinen.

- **Ärztin:** „Guten Tag, Frau Klinger!"
- **Patientin:** „Guten Tag!"
- **Ä.:** „Mein Name ist Dr. Al-Asmari. Ich bin Assistenzärztin auf der Station, und meine Aufgabe ist es heute, Ihnen zu erklären, was eine Computertomografie ist, und wie sie durchgeführt wird."
- **P.:** „Okay …"
- **Ä.:** „Die Computertomografie ist ein sogenanntes bildgebendes Verfahren, d. h. es erlaubt uns, Bilder vom Inneren des Körpers zu machen. Das funktioniert mithilfe von Röntgenstrahlen. Für die Untersuchung werden Sie sich auf einen fahrbaren Untersuchungstisch legen, der dann in die CT-Röhre geschoben wird. Der Tisch bewegt sich langsam durch den Computertomografen, und es werden Bilder der gewünschten Körperregion oder des ganzen Körpers gemacht. Bei Ihnen ist es die Wirbelsäule, richtig?"
- **P.:** „Stimmt. Ich habe Probleme mit den Bandscheiben."
- **Ä.:** „Sie werden nichts von der Untersuchung spüren, müssen aber während der ganzen Zeit möglichst still liegen und je nach Untersuchungsregion auch kurze Zeit die Luft anhalten, damit die Bilder nicht verwackeln."
- **P.:** „Davon habe ich gehört. Ich habe ehrlich gesagt Platzangst und fürchte mich ziemlich vor der Untersuchung."
- **Ä.:** „Ich verstehe. So geht es einigen Patienten. In dem Fall geben wir Ihnen ein Beruhigungsmittel vor der Untersuchung."
- **P.:** „Gut zu wissen! Wie lange wird die Untersuchung in etwa dauern?"
- **Ä.:** „Das ist unterschiedlich. Oft dauert sie nur wenige Minuten, manchmal auch länger. Sie wird aber sicher nicht länger als eine halbe Stunde dauern. Für den Fall, dass wir bei Ihnen ein Kontrastmittel einsetzen, was wir Ihnen aber vorher sagen werden, werde ich Ihnen jetzt noch ein paar Fragen stellen."
- **P.:** „Okay. Können Sie mir noch erklären, was ein Kontrastmittel ist?"
- **Ä.:** „Das ist eine Lösung, die Ihnen über die Vene oder als Trinkflüssigkeit verabreicht wird, und die dazu führt, dass die Computertomografie bessere, genauere Bilder liefert. Das Kontrastmittel kann zu einem metallischen Geschmack auf der Zunge führen oder zu einem Wärmegefühl im Körper."
- **P.:** „Aha."
- **Ä.:** „Also, dann beginne ich jetzt mit den Fragen: Leiden Sie an einer Über- oder Unterfunktion der Schilddrüse?"
- **P.:** „Nein."
- **Ä.:** „Haben Sie eine Nierenfunktionsstörung?"
- **P.:** „Nicht, dass ich wüsste."
- **Ä.:** „Ist Ihnen eine Allergie gegen Kontrastmittel bekannt?"
- **P.:** „Nein, auch nicht. Warum ist das wichtig?"
- **Ä.:** „Manche Patienten klagen nach der Gabe von Kontrastmittel über Kopfschmerzen, Schwindel, Übelkeit, Durchfall oder Bauchschmerzen. Das kommt aber nur selten vor. Jodhaltige Kontrastmittel können außerdem gesundheitliche Probleme verursachen, wenn der Patient Probleme mit der Schilddrüse hat. Und auch bei einer Nierenfunktionsstörung kann es zu

Komplikationen kommen. Aber das ist ja alles bei Ihnen nicht der Fall; insofern wird es keine Probleme geben."

- **P.:** „Zum Glück!"
- **Ä.:** „Nehmen Sie ansonsten irgendwelche Medikamente ein? Ich frage das, weil bestimmte Präparate in Wechselwirkung mit dem Kontrastmittel treten können."
- **P.:** „Nein. Äh … das heißt die Pille, ich nehme die Pille. Und ab und zu Aspirin."
- **Ä.:** „Wie oft nehmen Sie Aspirin und in welcher Dosierung?"
- **P.:** „Selten! Also, nur, wenn ich ganz starke Kopfschmerzen habe. Vielleicht einmal im Monat. Dann nehme ich ein bis zwei Tabletten."
- **Ä.:** „Alles klar. Ich bin auch verpflichtet, Sie über die Risiken einer Computertomografie zu informieren. Abgesehen von den bereits entsprochenen Problemen, die bei der Gabe von einem Kontrastmittel und bestehenden Vorerkrankungen und Allergien entstehen können, sind CT-Untersuchungen mit einer Strahlenbelastung für den Körper verbunden. Diese ist um ein Vielfaches höher als bei einer normalen Röntgenuntersuchung; deshalb machen wir CTs nur, wenn sie wirklich sinnvoll und notwendig sind. In Ihrem Fall ist das so."
- **P.:** „Was kann ich mir darunter vorstellen? Wie hoch ist diese Strahlenbelastung ungefähr?"
- **Ä.:** „Die Strahlendosis, der ein Patient ausgesetzt wird, hängt von verschiedenen Faktoren ab, beispielsweise von der Dauer der Untersuchung und dem untersuchten Gewebe. Ich gebe Ihnen am besten ein konkretes Beispiel: Die durchschnittliche Strahlenbelastung einer Computertomografie des Bauches beträgt zum Beispiel bis zu 20 Milli-Sievert. Und die durchschnittliche Strahlenbelastung etwa durch kosmische Strahlung beträgt in Deutschland pro Jahr und Person 21 Milli-Sievert."
- **P.:** „Aha. Na gut, das finde ich jetzt nicht so schlimm …"
- **Ä.:** „Wunderbar. Haben Sie ansonsten noch irgendwelche Fragen? Anmerkungen?"
- **P.:** „Mh, nein, ich glaube nicht. Im Moment nicht."
- **Ä.:** „Gut. Dann wären wir aus meiner Sicht fertig mit dem Gespräch. Vielen Dank!"
- **P.:** „Ich danke Ihnen!"

Übung alleine

Wichtige Begriffe zur Computertomografie
Fertigen Sie eine Tabelle mit den wichtigen Begriffen (Nomen) und den dazugehörigen Tätigkeiten (Verben) und Adjektiven/Adverbien an, die Ihnen bekannt sein müssen, um über eine Computertomografie aufzuklären. Finden Sie dazu die fehlenden Wörter in der folgenden Tabelle.

Tipp:
- Es gibt nicht zu jedem beschriebenen Vorgang alle drei genannten Kategorien von Wörtern, sondern meistens nur zwei.
- Manchmal sind mehrere Wörter für eine Kategorie zu nennen.
- Bitte denken Sie auch daran, die notwendigen Präpositionen und die dazugehörigen Fälle zu nennen.

3

Nomen	Adjektive/Adverbien	Verben
	bildgebend	
Bilder		
	fahrbar	
die CT-Röhre		
		liegen
die Luft		
		„verwackeln"
Platzangst		
ein Kontrastmittel		verabreichen
ein Wärmegefühl		
eine Über-/Unterfunktion		
eine Allergie		
Probleme		
Komplikationen		
Wechselwirkung		
		informieren über (mit Akkusativ)
	ausgesetzt	

Übung alleine

Klären Sie über eine Computertomografie auf

- Bilden Sie sinnvolle Sätze mit den gefundenen Begriffen, die Sie in einem Aufklärungsgespräch zu einer Computertomografie sagen könnten.
- Verbinden Sie dazu die genannten Wörter zu Sätzen.
- Wenn ein Fragezeichen notiert ist, handelt es sich um Fragen, die Sie formulieren sollen.

- Untersuchungsverfahren/bildgebend

_____

_____

- sich legen auf (mit Akkusativ)/ein Untersuchungstisch/fahrbar

_____

_____

- die CT-Röhre/der Untersuchungstisch/schieben in (mit Akkusativ)

_____

_____

- während der Untersuchung/still/liegen

_____

_____

- die Luft/anhalten/je nach Untersuchungsregion

_____

_____

- bewegen/die Bilder/„verwackeln"

_____

_____

3

- Platzangst/leiden an (mit Dativ)/ein Beruhigungsmittel/geben

_____

_____

- ein Kontrastmittel/verbreichen/führen zu (mit Dativ)/ein/metallisch/Geschmack/auf der Zunge

_____

_____

- das Kontrastmittel/führen zu (mit Dativ)/ein Wärmegefühl/im Körper

_____

_____

- eine Über-/Unterfunktion/der Schilddrüse/leiden an (mit Dativ)?

_____

_____

- eine Allergie/gegen Kontrastmittel/haben?

_____

_____

- das Kontrastmittel/Probleme/gesundheitlich/verursachen

_____

_____

- bei einer Nierenfunktionsstörung/Komplikationen/kommen zu (mit Dativ)

_____

_____

— das Kontrastmittel/bestimmte Präparate/in Wechselwirkung treten mit (mit Dativ)

_____

_____

— das Kontrastmittel/Probleme/gesundheitlich/verursachen

_____

_____

— informieren über (mit Akkusativ)/Risiken

_____

_____

— Patienten/beim Röntgen/eine Strahlenbelastung/ausgesetzt sein (mit Dativ)

_____

_____

3.3   Magnetresonanztomografie (MRT)

Übung alleine

Wortschatzarbeit bei Magnetresonanztomografie

Die folgenden Begriffe aus zusammengesetzten Wörtern sind wichtig, wenn es darum geht, die Untersuchungsmethode der Magnetresonanztomografie zu erklären. Prüfen Sie, ob Sie ihre Bedeutung verstehen, indem Sie sie in ihre Bestandteile zerlegen und diese erklären. Nutzen Sie dazu die folgende Tabelle.

Beispiel   angstlösend = die Angst, lösen = auflösen, aufheben → die Angst auflösend, aufhebend

Zusammengesetzte Wörter	Einzelne Bestandteile der Wörter
bildgebend	
die Bildqualität	
der Herzschrittmacher	
das Hitzegefühl	
die Kernspintomografie	
Das Klopfgeräusch	
der Knochenbruch	
die Kopfhörer (Pl.)	
die Kopfschmerzen	
das Kribbelgefühl	
die Kurzzeitnarkose	
der Lautsprecher	
das Magnetfeld	
die Magnetresonanztomografie	
der Metallanteil	
metallhaltig	

Zusammengesetzte Wörter	Einzelne Bestandteile der Wörter
der Metallpartikel	
der Metallsplitter	
das Metallteil	
die Nierenfunktionsstörung	
die Platzangst	
die Radiowelle	
schalldicht	
das Schnittbild	
die Schichtaufnahme	
die Strahlenbelastung	
das Taubheitsgefühl	
die Unverträglichkeitsreaktion	
die Verbrennungsgefahr	
die Verhütungsspirale	

Übung alleine

Informationen markieren

Lesen Sie den Informationstext zu einer Magnetresonanztomografie (MRT) und markieren Sie wichtige Informationen.

Bei der Magnetresonanztomografie (MRT), auch Kernspintomografie genannt, handelt es sich um ein häufig angewendetes, bildgebendes Verfahren, mit dessen Hilfe Schnittbilder des Körpers in hoher Auflösung erstellt werden.

Im Gegensatz zur Computertomografie (CT), die mit Röntgenstrahlen arbeitet, werden bei der Magnetresonanztomografie Schichtaufnahmen des Körpers mit Hilfe von Magnetfeldern und Radiowellen erzeugt. Die Patienten sind deshalb keiner Strahlenbelastung ausgesetzt. Organe und das Gehirn (Weichteilkontrast) lassen sich so gut darstellen. Die Untersuchung dauert zwischen 15 und 30 min.

Für die Untersuchung muss der Patient alle metallhaltigen und magnetisierbaren beziehungsweise elektronischen Gegenstände ablegen, also zum Beispiel Schmuck, Piercings, Schlüssel, Münzen, Haarklammern, Hörgeräte, herausnehmbaren Zahnersatz, Büstenhalter mit Metallbügeln, Brille, Uhr, Magnetkarten (Kreditkarten), Gürtel und Handy. Das starke Magnetfeld, das vom MRT-

Gerät erzeugt wird, kann solche Gegenstände erhitzen (Verbrennungsgefahr) oder wie Geschosse beschleunigen. Umgekehrt beeinträchtigen die Gegenstände möglicherweise das Magnetfeld, was sich negativ auf die Bildqualität auswirkt.

Der Patient sollte unbedingt danach befragt werden, ob er einen Herzschrittmacher oder ein anderes implantiertes Gerät hat. Da durch die Magnetresonanztomografie die Funktion des empfindlichen Geräts gestört werden könnte, muss der Arzt entscheiden, ob der Patient in dem Fall die Untersuchung durchlaufen soll. Außerdem können sich Metallteile im Körper bei der Magnetresonanztomografie verschieben oder so stark erhitzen, dass möglicherweise Verbrennungen entstehen. Man sollte daher besonders vorsichtig sein bei:

- Prothesen mit Metallanteil
- im Körper befindlichen Nägeln
- Platten oder Schrauben (zum Beispiel nach Knochenbrüchen eingesetzt)
- Verhütungsspiralen
- Stents
- Metallsplittern, die nach Unfällen oder Schussverletzungen im Körper verblieben sind.

Der Arzt sollte den Patienten auch nach Tätowierungen oder Permanent-Make-up fragen, denn einige der Farbstoffe enthalten ebenfalls Metallpartikel.

Für die Untersuchung legt sich der Patient auf eine fahrbare, schmale Liege vor dem MRT-Gerät und wird in die Röhre geschoben. Während der Untersuchung sollte der Patient möglichst stillliegen, damit scharfe Bilder erstellt werden können. Eventuell muss er zwischendurch kurz die Luft anhalten; in diesem Fall erhält er eine entsprechende Anweisung über einen Lautsprecher. Die MRT-Untersuchung wird von lauten Klopfgeräuschen begleitet, die durch das Zu- und Abschalten der Magnetspulen entstehen. Der Patient bekommt daher im Vorfeld einen Gehörschutz oder schalldichte Kopfhörer mit Musik.

Sollte der Patient an Platzangst (Klaustrophobie) leiden, ist es möglich, ihm vor der Untersuchung ein angstlösendes Medikament zu verabreichen. Bei extremer Platzangst kann die Kernspintomografie auch in einer Kurzzeitnarkose durchgeführt werden.

Die Magnetresonanztomografie ist ein sehr sicheres, schmerzloses diagnostisches Mittel. Schwangere im ersten Drittel und Patienten mit sensiblen Implantaten oder Metallteilen im Körper erhalten allerdings nur bei absoluter Notwendigkeit eine Magnetresonanztomografie. Für alle anderen Patienten ist sie unproblematisch.

Nebenwirkungen, die sich durch das Kontrastmittel ergeben können, sind: Hitzegefühl, Kopfschmerzen, Kribbel- oder Taubheitsgefühl, Nierenfunktionsstörungen, Unverträglichkeitsreaktionen.

Übung alleine

Antworten auf Patientenfragen

Überlegen Sie, wie Sie die folgenden Fragen eines Patienten im Rahmen eines Aufklärungsgesprächs zur Magnetresonanztomografie beantworten könnten.

Notieren Sie Ihre Antworten in vollständigen, eigenständig formulierten Sätzen, d. h. schreiben Sie möglichst nicht von dem Informationstext ab.

- **Patient:** „Was ist eine Magnetresonanztomografie?"
- **Arzt:**

- **Patient:** „Was unterscheidet eine Magnetresonanztomografie von einer Computertomografie?"
- **Arzt:**

- **Patient:** „Was muss ich bei einer Magnetresonanztomografie beachten?"
- **Arzt:**

- **Patient:** „Warum sind Gegenstände aus Metall wie Schlüssel oder Piercings ein Problem bei der Magnetresonanztomografie?"
- **Arzt:**

3

- **Patient:** „Ich habe ehrlich gesagt Platzangst und fürchte mich davor, in der Röhre zu liegen. Kann man etwas dagegen tun?"
- **Arzt:**

_____

_____

_____

- **Patient:** „Ich habe gehört, dass die MRT-Untersuchung von lauten Klopfgeräuschen begleitet wird. Woher kommen sie? Und kann ich vielleicht einen Gehörschutz gegen den Lärm haben oder Ähnliches?"
- **Arzt:**

_____

_____

_____

- **Patient:** „Was sind die Risiken einer Magnetresonanztomografie?"
- **Arzt:**

_____

_____

_____

- **Patient:** „Hat das Kontrastmittel Nebenwirkungen?"
- **Arzt:**

_____

_____

_____

3.4   Herzkatheter-Untersuchung

Begriffe für die Herzkatheter-Untersuchung
Überlegen Sie, welche Vorgänge (Verben) und Begriffe (Nomen) wichtig sind, um einem Patienten zu erklären, was eine Herzkatheter-Untersuchung ist, und wie sie durchgeführt wird. Ergänzen Sie dazu die folgende Tabelle:

Übung alleine

Verben	Nomen
örtlich betäuben	
	die Leiste
einführen	
vorführen/vorschieben/vorbringen	
	der Blutdruck, der Sauerstoffgehalt
darstellen	
	ein Kontrastmittel
auslösen	
erkennen, aufdehnen	
	Verschlüsse
	ein Stent (= ein Gefäßgitter)
anlegen	

3

Übung alleine

Verben	Nomen
örtlich betäuben	die Einstichstelle
punktieren	die Leiste
einführen vorführen/vorschieben/vorbringen	der Katheter (= ein kleiner Schlauch) zum Herzen
messen	der Blutdruck, der Sauerstoffgehalt
darstellen	die Herzkranzgefäße
einspritzen	ein Kontrastmittel
auslösen	ein Wärmegefühl
erkennen, aufdehnen	Engstellen/Verengungen
eröffnen	Verschlüsse
einsetzen	ein Stent (= ein Gefäßgitter)
anlegen	ein Druckverband, an der Einstichstelle

Übung alleine

Patientenaufklärung
Bilden Sie sinnvolle Sätze mit den Verben und Nomen, die Sie zur Aufklärung über eine Herzkatheter-Untersuchung zu Ihren Patienten sagen könnten.

Tipp: Da Sie allgemein über die Untersuchung sprechen und aufklären, verwenden Sie das Passiv. Sollten Sie sich bezüglich seiner korrekten Anwendung unsicher sein, bearbeiten Sie zuerst das Kapitel zum Passiv (▶ Abschn. 5.3) und wenden sich dann dieser Übung zu.

Bei drei markierten Sätzen ist das Passiv mit dem Modalverb „können" notwendig.

Ein Satz kann zudem nur im Aktiv gebildet werden, ebenfalls mit dem Modalverb „können".

Beispiel
— örtlich betäuben/die Einstichstelle

Die Einstichstelle wird örtlich betäubt.

— punktieren/die Leiste

— einführen/der Katheter (= ein kleiner Schlauch)

_____

_____

— vorführen/vorschieben/vorbringen/der Katheter/zum Herzen

_____

_____

— messen/der Blutdruck/der Sauerstoffgehalt

_____

_____

— darstellen/die Herzkranzgefäße

_____

_____

— einspritzen/ein Kontrastmittel

_____

_____

— auslösen/ein Wärmegefühl – Satz im Aktiv mit Modalverb „können"

_____

_____

— erkennen/aufdehnen/Engstellen, Verengungen – Passiv mit Modalverb „können"

_____

_____

— eröffnen/Verschlüsse – Passiv mit Modalverb „können"

_____

_____

3

— einsetzen/ein Stent (= ein Gefäßgitter) – Passiv mit Modalverb „können"

_____

_____

— anlegen/ein Druckverband, an der Einstichstelle

_____

_____

Übung zu zweit und in der Gruppe

> **Führen Sie ein Aufklärungsgespräch**
> Üben Sie in Partnerarbeit, ein ärztliches Aufklärungsgespräch zu der Herz-katheter-Untersuchung zu führen. Verwenden Sie dabei die erarbeiteten Begriffe und Formulierungen.
> Überlegen Sie sich auch, welche Fragen der Patient haben könnte, und wie Sie sie beantworten würden.

Beispiele
— Was heißt das: „punktieren"?
„Punktieren" bedeutet, dass eine Nadel an einer bestimmten Stelle des Körpers angesetzt wird.
— Was sind „Herzkranzgefäße"?
Herzkranzgefäße sind Arterien, die das Herz mit Blut und Sauerstoff versorgen.

Präsentieren Sie die erarbeiten Dialoge in der Gruppe und diskutieren Sie, was Ihnen gut gefallen hat, was Sie verbessern würden usw.

3.5 Thoraxröntgenbild

> **Assoziogramm „Röntgen Thorax"**
>
> Was fällt Ihnen zu der Untersuchungsmethode „Röntgen-Thorax" ein? Gestalten Sie ein Assoziogramm (■ Abb. 3.1).
>
> Denken Sie dabei an folgende Fragen:
>
> - Was ist ein Röntgen-Thorax?
> - Was macht man bei einem Röntgen-Thorax?
> - Was sind die Risiken der Untersuchungsmethode?
> - Was sollte ein Patient, bei dem ein Röntgen-Thorax durchgeführt wird, noch wissen?
>
> Notieren Sie passende Nomen, Verben und Adjektive.

Übung allein

> **Lückentext zum „Röntgen-Thorax"**
>
> Füllen Sie den folgenden Lückentext mit den passenden Wörtern aus. Wählen Sie unter den vorab genannten Begriffen aus: <u>Kontrastmittel</u>, <u>Bluterguss</u>, <u>Geschlechtsorgane</u>, <u>Schwangeren</u>, <u>Strahlenbelastung</u>, <u>Schilddrüsenerkrankungen</u>, Brustkorbs, Metallgegenstände, Niereninsuffizienz, bewegen

Übung alleine

Unter „Röntgen-Thorax" versteht man eine Untersuchung des

_____ mit Röntgenstrahlen, die dazu dient, verschiedene Krankheiten zu diagnostizieren. Diese Krankheiten können die Lunge, das Herz oder die Gefäße betreffen.

Wenn Sie geröntgt werden, müssen Sie zu Beginn die Körperstellen, die untersucht werden, entkleiden. _____ wie Schmuck und Piercings müssen Sie auch ablegen, da sie zu Bildstörungen führen können.

Anschließend stellen Sie sich zwischen Röntgendetektor und Röntgenröhre. Besonders strahlungsempfindliche Organe wie die _____ werden nun mit Bleischürzen oder Blenden abgeschirmt. Dann werden die Auf-

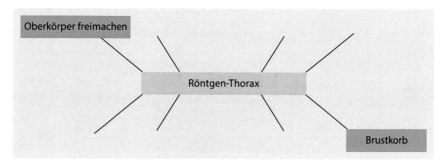

■ **Abb. 3.1** Assoziogramm „Röntgen-Thorax"

3

nahmen gemacht, was sehr schnell geht. Es ist wichtig, dass Sie sich während der Aufnahmen nicht _____, weil selbst kleinste Bewegungen das Bild unscharf werden lassen können.

Falls es für die Untersuchung nötig ist, ein _____ zu verabreichen, kann dieses – allerdings nur sehr selten – zu allergischen Reaktionen bis hin zum allergischen Schock mit Herz-Kreislauf-Stillstand führen. Im Falle einer leichten allergischen Reaktion helfen meistens antiallergische Medikamente.

Das Kontrastmittel enthält häufig Iod. Deswegen muss man bei Menschen mit _____ (Über- oder Unterfunktion) vorsichtig sein und eventuell eine medikamentöse Prophylaxe verabreichen. Ähnliches gilt für Patienten mit eingeschränkter Nierenfunktion (_____).

Wird das Kontrastmittel über eine Vene oder Arterie verabreicht, kann an der Einstichstelle ein _____ entstehen. Ganz selten entwickeln sich Thrombosen und Entzündungen nach Verabreichung eines Kontrastmittels über Spritzen, Infusionen oder Katheter.

Akute Nebenwirkungen der Strahlen wie Hautrötungen sind sehr selten. Eine größere Gefahr geht von den langfristigen Folgen der _____ aus. Die Strahlendosis bei einer einfachen Röntgenuntersuchung ist allerdings gering. So entspricht die Strahlendosis einer Lungenaufnahme in etwa der Strahlendosis eines Transantlantikfluges.

Röntgenstrahlung ist für jeden Menschen schädlich. Besonders vorsichtig sollte man aber bei Jugendlichen, Kindern und _____ sein. Das Kind im Bauch der Mutter ist vor allem in der Phase der Organentwicklung besonders anfällig für die Strahlung. Deswegen ist das Röntgen in der Schwangerschaft nur sehr selten erlaubt, und der verantwortliche Arzt ist dazu verpflichtet, Frauen vor einer Röntgenuntersuchung grundsätzlich nach zu fragen, ob sie schwanger sind.

3.6 Echokardiografie

Übung allein

Wichtige Verben bei der Aufklärung

Finden Sie die passenden Verben (und ggf. Präpositionen) zu den Nomen in der Tabelle, die man in einem Aufklärungsgespräch verwendet, um einem Patienten die Untersuchungsmethode der Echokardiografie zu erläutern.

Tipp: Manchmal gibt es mehrere Formulierungsmöglichkeiten. Es genügt, wenn Sie eine finden.

Ultraschalluntersuchung/unter körperlicher Belastung	
Schallkopf/auf die Körperoberfläche	
Schallkopf/über die Speiseröhre/zum Mageneingang	
Herz/in direkter Nachbarschaft des Mageneingangs	
Rachen	
Patient/Beruhigungsmittel	
Herzrhythmusstörungen, Herzinfarkt, Herzversagen	
Patient/während der Untersuchung	
Risiken	
Komplikationen	
Arzt/bei Problemen	

Übung alleine

Informationstext zur „Echokardiografie"

Überprüfen und ergänzen Sie Ihre Lösungen, indem Sie den folgenden Informationstext zum Thema „Echokardiografie" lesen und mit Ihren Ergebnissen vergleichen.

Die Echokardiografie wird auch Herzecho oder Echokardiogramm genannt. Sie ist eine Ultraschalluntersuchung des Herzens und erfolgt je nach Untersuchungsziel äußerlich als transthorakale Echokardiografie oder von innen über die Speiseröhre (transösophageale Echokardiografie). Die Echokardiografie kann sowohl in Ruhe als auch unter körperlicher Belastung durchgeführt werden. Sie ist indiziert bei Verdacht auf folgende Erkrankungen:

- Herzschwäche (Herzinsuffizienz)
- koronare Herzkrankheit, Herzinfarkt (Myokardinfarkt)
- Verdacht auf Schäden der Herzklappen (Klappenvitien)
- Blutgerinnselbildung im Herzen, Herzfehler (Vitien)

3

— Herzbeutelerguss (Perikarderguss)
— Aussackungen oder Risse der Aortenwand (Aortenaneurysma)

Auch wenn eine Verlaufskontrolle der Erkrankungen durchgeführt werden soll, ist ein Herzultraschall angezeigt.

Bei der transthorakalen Echokardiografie (TTE) setzt der Arzt einen Schallkopf auf die Körperoberfläche des Patienten, um das Herz zu untersuchen. Manchmal genügt das aber nicht. In diesen Fällen muss eine transösophageale Echokardiografie (TEE) durchgeführt werden. Dabei schiebt der Arzt einen Schallkopf über die Speiseröhre zum Mageneingang. Das Herz liegt in direkter Nachbarschaft und kann so besser beurteilt werden. Der Rachen des Patienten wird dabei betäubt. Wenn der Patient es wünscht, kann ihm auch ein Beruhigungsmittel verabreicht werden.

Die transthorakale Echokardiografie in Ruhe ist völlig ungefährlich und birgt keine Risiken. Bei der Stressechokardiografie hingegen kann es in seltenen Fällen zu Herzrhythmusstörungen oder im Extremfall zu einem Herzinfarkt oder Herzversagen kommen. Da der Patient während der Untersuchung kontinuierlich überwacht wird, kann der Arzt drohende Komplikationen früh erkennen und jederzeit eingreifen.

Bei der transösophagealen Echokardiografie muss der Patient über folgende mögliche Komplikationen aufgeklärt werden:
— Verletzungen der Speiseröhre und des Kehlkopfes
— Beschädigung der Zähne
— Nebenwirkungen des Beruhigungsmedikaments, falls eines verabreicht wird.

Übung alleine

> **Infinitiv bilden**
> Notieren Sie die gefundenen (unterstrichenen) Verben des obigen Textes in der folgenden Tabelle und finden Sie jeweils den Infinitiv.

Verben im Passiv	Infinitiv

Übung alleine

> **Erklären Sie die „Echokardiografie"**
>
> Formulieren Sie selbständig vollständige, sinnvolle Sätze zur Erklärung einer Echokardiografie. Orientieren Sie sich an den folgenden thematischen Schwerpunkten, auf die Sie eingehen sollten:
>
> - Was ist eine Echokardiografie?
> - Wann wird sie durchgeführt?
> - Transthorakale vs. transösophageale Echokardiografie?
> - Risiken?
>
> **Tipp:** Konzentrieren Sie sich auch auf die korrekte Verwendung des Passiv.

Sollten Sie mit der Übung Probleme haben, bearbeiten Sie zunächst ► Abschn. 5.2, das sich diesem Thema gezielt widmet.

3

3.7 Koloskopie

3.7.1 Ablauf einer Koloskopie

Übung alleine

> **Fehler finden und korrigieren**
> Die folgenden Sätze, die internationale Ärzte beim Üben von Aufklärungs-
> gesprächen zu einer Koloskopie (Darmspiegelung) geäußert haben, sind feh-
> lerhaft. Finden Sie die Fehler, bestimmen Sie sie und formulieren Sie die Sätze
> korrekt.

- Die Darmspiegelung ist eine häufig durchführende Untersuchung in der
  Inneren Medizin, bei der der Arzt das Innere des Darms untersucht.

  _____

  _____

- Man unterscheidet unter der Dünndarmspiegelung (Enteroskopie) und der
  Dickdarmspiegelung (Koloskopie).

  _____

  _____

- Es ist auch möglich, nur den Mastdarm untersuchen (Rektoskopie).

  _____

  _____

- Patienten erhalten auf Wunsch ein beruhigtes Medikament, das der Arzt
  über eine Vene verabreicht.

  _____

  _____

- Der Arzt bestreicht das Koloskop, einen Schlauch mit einer eingebauter
  Kamera, mit etwas Gleitmittel.

  _____

  _____

— Der Schlauch ist so biegsam, dass er den Windungen der Dickdarm leicht folgen kann.

_____

_____

— Als der Arzt das Koloskop weiter in den Dickdarm schiebt, überträgt die Kamera Bilder von der Darmschleimhaut auf einen Monitor.

_____

_____

— Zusammenfassend zieht der Arzt den Schlauch wieder vorsichtig zurück, und die Untersuchung ist beendet.

_____

_____

— Risiken, auf denen der Arzt den Patienten aufklären muss, sind Blutungen und, in seltenen Fällen, die Durchstoßung der Darmwand mit dem Endoskop.

_____

_____

— Die Kurznarkose kann außerdem zu Unverträglichkeitsreaktionen und Herz-Kreislaufproblemen verführen.

_____

_____

— Alles in allem handelt es sich aber um eine sehr sichere Untersuchungsmethode, auf die nur selten Komplikationen auftreten.

_____

_____

— Viele Patienten haben Angst vor eine Darmspiegelung oder sehen ihr zumindest mit einem unguten Gefühl entgegen.

_____

_____

3

— Bei Bedarf kann der Arzt in solchen Fällen ein Beruhigungsmittel verabreichen werden.

_____

_____

— Nach einer Darmspiegelung kann es häufig zu Durchfallen kommen, da die zuvor eingenommenen Abführmittel noch einige Tage nachwirken können.

_____

_____

— Da während der Untersuchung viel Luft in den Darm gelingt, kann es auch zu Blähungen und vermehrtem Luftabgang kommen.

_____

_____

— Das ist ganz normal und kein Grund zur Beruhigung.

_____

_____

— Starke Schmerzen nach einer Darmspiegelung des Dick- oder Dünndarms sind jedoch ein Warnsignal, das nicht ignoriert werden dürfen.

_____

_____

— Bei Fieber, Schweißausbrüchen, starken Schwindel, Übelkeit, Bauchschmerzen oder Blutungen aus dem Darm nach eine Darmspiegelung sollte der Patient möglichst schnell untersucht und ggf. behandelt werden.

_____

_____

Übung alleine

Informationstext „Koloskopie"
Lesen Sie den folgenden Informationstext zum Thema „Koloskopie" und beantworten Sie die darauffolgenden Fragen in vollständigen Sätzen, ohne den Informationstext erneut anzusehen.

Die Darmspiegelung ist eine häufige Untersuchung in der Inneren Medizin, bei der der Arzt das Innere des Darms untersucht. Man unterscheidet zwischen der Dünndarmspiegelung (Enteroskopie) und der Dickdarmspiegelung (Koloskopie).

Es ist auch möglich, nur den Mastdarm zu untersuchen (Rektoskopie).

In der Regel wird die Darmspiegelung ohne Narkose durchgeführt. Patienten können auf Wunsch ein Beruhigungsmittel erhalten, das der Arzt über eine Vene verabreicht.

Für die Koloskopie liegt der Patient in Seitenlage auf einer Untersuchungsliege. Der Arzt bestreicht das Koloskop, einen Schlauch mit einer eingebauten Kamera, mit etwas Gleitmittel. So kann er es leichter in den Darm des Patienten einführen. Der Schlauch ist so biegsam, dass er den Windungen des Dickdarms leicht folgen kann. Über das Koloskop kann der Arzt etwas Luft in den Darm einbringen. Dadurch wird dieser ein wenig geweitet und die Schleimhaut entfaltet sich. Während der Arzt das Koloskop weiter in den Dickdarm schiebt, überträgt die Kamera Bilder von der Darmschleimhaut auf einen Monitor. Auf diesen sieht der Arzt genau, ob die Schleimhaut gesund aussieht, oder ob sich tumorverdächtige Bereiche finden. Gegebenenfalls entnimmt er bei der Darmspiegelung gleich eine Gewebeprobe (Biopsie) über das Koloskop. Abschließend zieht der Arzt den Schlauch wieder vorsichtig zurück, und die Untersuchung ist beendet.

Risiken, über die der Arzt den Patienten aufklären muss, sind Blutungen und, in seltenen Fällen, die Durchstoßung der Darmwand mit dem Endoskop. Die Kurznarkose kann außerdem zu Unverträglichkeitsreaktionen und Herz-Kreislaufproblemen führen. Alles in allem handelt es sich aber um eine sehr sichere Untersuchungsmethode, bei der nur selten Komplikationen auftreten.

Viele Patienten haben Angst vor einer Darmspiegelung oder sehen ihr zumindest mit einem unguten Gefühl entgegen. Häufig ist der Grund dafür nicht nur die Angst vor den möglichen Koloskopie-Risiken, sondern auch eine gewisse Scham. Bei Bedarf kann der Arzt in solchen Fällen ein Beruhigungsmittel verabreichen.

Nach einer Darmspiegelung kann es häufig zu Durchfall kommen, da die zuvor eingenommenen Abführmittel möglicherweise noch einige Tage nachwirken. Da während der Untersuchung viel Luft in den Darm gelangt, kann es auch zu Blähungen und vermehrtem Luftabgang kommen. Das ist ganz normal und kein Grund zur Beunruhigung.

Starke Schmerzen nach einer Darmspiegelung des Dick- oder Dünndarms sind jedoch ein Warnsignal, das nicht ignoriert werden darf. Bei Fieber, Schweißausbrüchen, starkem Schwindel, Übelkeit, Bauchschmerzen oder Blutungen aus dem Darm nach einer Darmspiegelung sollte der Patient möglichst schnell untersucht und ggf. behandelt werden.

- Was untersucht man bei einer Darmspiegelung?
- Welche drei verschiedenen Formen einer Darmspiegelung gibt es?
- Wie liegt der Patient bei einer Koloskopie auf der Untersuchungsliege?
- Was ist ein Koloskop?
- Was ist ein Gleitmittel?
- Warum kann der Schlauch den Windungen des Darms leicht folgen?
- Wozu bringt der Arzt durch das Koloskop ein wenig Luft in den Darm ein?
- Was ist eine Biopsie?
- Was sind die Risiken einer Koloskopie?
- Warum haben viele Patienten Angst vor einer Koloskopie bzw. warum sehen sie ihr mit einem unguten Gefühl entgegen?
- Welche vorübergehenden Beschwerden führt eine Koloskopie häufig mit sich, die nicht bedenklich oder gefährlich sind?
- Bei welchen Symptomen nach einer Koloskopie sollte der Patient unbedingt untersucht und ggf. behandelt werden?

3

3.7.2 Vorbereitung auf die Koloskopie: Darmreinigung

Viele Patienten verbinden mit der Koloskopie auch deshalb ein ungutes Gefühl, weil sie sich vor der Darmreinigung, also der künstlich herbeigeführten, gründlichen Darmentleerung, fürchten. Es ist daher wichtig, den Patienten den Vorgang und die notwendigen Maßnahmen zur Vorbereitung gut zu erklären.

Übung alleine

> **Informationsgespräch „Darmreinigung"**
> Lesen Sie das folgende Informationsgespräch zwischen einem Arzt und einer Patientin, bei dem er sie darüber aufklärt, wie sie sich auf die Darmreinigung vorbereiten soll.

- **Arzt Dr. Fernandez:** „Frau Lahn, wir werden bald eine Koloskopie, also eine Darmspiegelung, bei Ihnen durchführen."
- **Patientin Frau Lahn:** „Ja, das stimmt."
- **A.:** „Für die Koloskopie ist eine Darmreinigung notwendig, d. h. Sie werden von uns ein Abführmittel bekommen, das Sie am Tag vor der Koloskopie einnehmen."
- **P.:** „Ja …"
- **A.:** „Sie sollten Ihre Ernährung aber schon drei bis vier Tage vor der Koloskopie umstellen."
- **P.:** „Was heißt das? Worauf muss ich achten?"
- **A.:** „Sie sollten drei bis vier Tage vor dem Untersuchungstermin auf Lebensmittel verzichten, die Körner enthalten. Essen Sie also bitte kein Müsli, kein Vollkornbrot, keine Tomaten, Kiwis oder Weintrauben. Die Körner könnten die Koloskopie behindern, als beispielsweise das Endoskop verstopfen."
- **P.:** „Ah … Und worauf muss ich noch achten?"
- **A.:** „Am Tag vor der Untersuchung sollten Sie nur noch leicht verdauliche Kost zu sich nehmen, z. B. zum Frühstück belegtes Weißbrot und Joghurt. Mittags können Sie z. B. eine klare Gemüsebrühe essen und auch wieder Joghurt. Besonders ungünstig ist neben körnerhaltigen Lebensmitteln ballaststoffreiche Nahrung wie Spinat, Spargel oder Hülsenfrüchte."
- **P.:** (lächelnd): „Verstehe. Sehr lecker …"
- **A.:** (lächelt auch): „Na ja, besonders lecker ist das nicht, aber es ist ja nur für einen Tag. Nach dem Mittagessen sollten Sie nur noch klare Suppe essen, wenn Sie Hunger haben. Ab 18 Uhr dürfen Sie dann bitte gar nichts mehr essen. Trinken dürfen Sie am Vortag so viel Sie möchten, z. B. hellen Fruchtsaft ohne Fruchtfleisch (Apfelsaft) oder dünnen Tee. Am Nachmittag oder Abend beginnen Sie zudem, die Abführlösung zu trinken. Wann Sie die Reinigungslösung genau trinken müssen, hängt vom jeweiligen Präparat ab."
- **P.:** „Ich habe gehört, dass diese Abführflüssigkeit richtig ekelhaft schmeckt …"
- **A.:** (lacht): „Oh, das ist schon viel besser geworden … Das war früher schlimmer. Sie können außerdem fast alle Mittel mit Apfelsaft oder Ähnlichem mischen und trinken. So schmecken sie besser."
- **P.:** „Gut zu wissen. Und darf ich am Tag der Untersuchung selbst noch trinken oder essen?"
- **A.:** „Essen dürfen Sie nicht mehr, nein. Sollten Sie den Hunger gar nicht aushalten, können Sie zur Not eine zuckerhaltige Limonade oder einen hellen Fruchtsaft trinken."
- **P.:** „Was ist mit meinen Medikamenten? Ich nehme Tabletten gegen Bluthochdruck … Nehme ich diese vor der Untersuchung ein oder nicht?"

- **A.:** „Ja, ganz normal. Bei anderen Medikamenten müssen Sie vorsichtiger sein, z. B. bei blutzuckersenkenden oder bei blutverdünnenden Medikamenten oder bei Insulin."
- **P.:** „Solche Medikamente nehme ich nicht."
- **A.:** „Gut. Auch bei Verhütungsmitteln müssen Sie aufpassen. Die Wirkung der Pille kann z. B. durch die Untersuchung eingeschränkt sein."
- **P.:** „Ah, das ist wichtig für mich. Danke für die Info! Ab wann darf ich dann nach der Untersuchung wieder etwas essen? Ich werde ja bestimmt wahnsinnigen Hunger haben …"
- **A.:** (lacht): „Normalerweise dürfen Sie nach der Untersuchung wieder etwas essen, wenn Sie sich danach fühlen – es sei denn, der behandelnde Arzt sagt Ihnen etwas anderes."
- **P.:** (lacht auch): „Ah gut. Da bin ich erleichtert."

Aufklärungsgespräch „Darmreinigung"

Üben Sie, Informationsgespräche zum Thema „Darmreinigung" mit Patienten zu führen. Wechseln Sie sich in den Rollen ab: Üben Sie, den Arzt zu spielen, aber auch den Patienten.

Übung zu zweit und in der Gruppe

3

3.8 Gastroskopie (ÖGD)

Übung alleine

Informationstext „Gastroskopie"
Lesen Sie den Informationstext zum Thema „Gastroskopie" und finden Sie jeweils passende Teilüberschriften für die sechs verschiedenen Absätze des Textes.

Überschrift 1: _____

Die Magenspiegelung (Gastroskopie) gehört in der Gastroenterologie zu den häufigsten Untersuchungsverfahren. Sie ist relativ verträglich für den Patienten und Nebenwirkungen sind selten. Zudem sind einige therapeutische Eingriffe mit einer Gastroskopie möglich, z. B. können Blutungen auf diese Weise gestillt werden.

Eine Magenspiegelung kann sowohl ambulant vom niedergelassenen Arzt mit spezieller Ausbildung als auch im Rahmen eines stationären Aufenthalts im Krankenhaus durchgeführt werden.

Überschrift 2 _____

Für die Magenspiegelung verwendet man ein spezielles Endoskop, das so genannte Gastroskop. Das ist ein flexibler Schlauch, der sich vom Arzt steuern und bewegen lässt. Im Inneren befindet sich eine Videooptik, die Bilder auf einen Monitor überträgt und der Arzt kann so die Magenschleimhaut des Patienten beurteilen. Für die Untersuchung wird das Gastroskop über den Mund und die Speiseröhre in den Magen geschoben. Mit dem Gastroskop können auch Gewebeproben (Biopsien) entnommen werden, die unter dem Mikroskop untersucht werden.

Überschrift 3 _____

Typische Indikationen für eine Gastroskopie sind die diagnostische Abklärung anhaltender Oberbauchbeschwerden, wiederkehrendes Sodbrennen oder Völlegefühl, Reflux (saures Aufstoßen) sowie fortbestehende Schluckbeschwerden. Besteht der Verdacht auf ein Magengeschwür (Ulcus) oder Zwölffingerdarmgeschwür, auf eine Magenschleimhautentzündung (Gastritis) oder gar auf einen bösartigen Tumor im oberen Verdauungstrakt, ist eine Untersuchung mittels Gastroskop ebenfalls sinnvoll. Um ein Karzinom (z. B. Magenkrebs) festzustellen bzw. auszuschließen, werden im Rahmen der Magenspiegelung Gewebeproben entnommen und im Labor untersucht. Magengeschwüre können mit einer Gastroskopie nicht nur festgestellt und beurteilt werden, sondern – sofern sie bluten – auch direkt behandelt werden. Dabei wird die Blutungsquelle endoskopisch gestillt, entweder mit einem Clip oder durch Unterspritzen mit Medikamenten.

Weitere therapeutische Anwendungen sind das Abtragen von Polypen (gutartige Schleimhautwucherungen), die Entfernung von verschluckten Fremdkörpern und die Erweiterung von Verengungen in der Speiseröhre oder dem Magenausgang.

Überschrift 4 _____

Während der Untersuchung liegt der Patient auf der linken Seite. Das Gastroskop wird durch den Mund über die Speiseröhre in den Magen und – wenn auch dort eine Diagnostik erforderlich ist – in den Zwölffingerdarm vorgeschoben. Damit sich die Schleimhäute entfalten und besser beurteilen lassen, wird der Magen bei einer Gastroskopie mit Luft aufgeblasen. Über die eingebaute Optik sieht sich der Arzt dann Stück für Stück das Innere des oberen Verdauungstraktes an. Stellt er Veränderungen fest, kann er mit Hilfe einer kleinen Zange Schleimhautproben entnehmen, die dann im Labor untersucht werden.

Im Regelfall dauert eine Magenspiegelung nur wenige Minuten. Ist sie abgeschlossen, zieht der Arzt das Gerät langsam zurück und schließlich ganz heraus. Die zuvor eingeblasene Luft wird abgesaugt, um übermäßiges Aufstoßen und Völlegefühl zu vermeiden bzw. zu verringern.

Schmerzen verursacht die Methode nicht. Allerdings kann das Einführen des Gastroskops einen unangenehmen Würgereiz auslösen. Inzwischen gibt es auch Geräte, die durch die Nase geschoben werden, was viele Patienten als angenehmer empfinden.

Überschrift 5

Bei einer Gastroskopie muss der Patient nüchtern sein, da Speisereste die Sicht behindern würden, und weil bei vollem Magen die Gefahr einer so genannten Aspiration größer ist, also des „Einatmens" von Mageninhalt in Atemwege und Lunge. Nüchtern im medizinischen Sinne bedeutet, dass man in den letzten sechs Stunden nichts gegessen oder getrunken hat. Zahnprothesen müssen vor der Untersuchung herausgenommen werden.

Oft wird vor der Gastroskopie ein venöser Zugang gelegt. Über einen kleinen Schlauch an Arm oder Hand können bei Bedarf schnell Medikamente oder Flüssigkeit verabreicht werden, etwa bei einem plötzlichen Blutdruckabfall. Unmittelbar vor der Untersuchung kann der Mund-Rachenraum mit einem Spray betäubt werden. Dies unterdrückt den Würgereiz und macht das Einführen des Endoskops weniger unangenehm. Sehr nervöse und ängstliche Patienten können ein Medikament zur Beruhigung bekommen. Es kann die Fahrtüchtigkeit derart beeinträchtigen, dass man nach der Einnahme mehrere Stunden nicht am Straßenverkehr teilnehmen darf. Da man sich leicht verschlucken kann, sollte bis zum Abklingen der Betäubung des Rachenraums nichts gegessen oder getrunken werden. Das dauert maximal zwei Stunden.

Überschrift 6

Alles in allem ist die Gastroskopie ein sehr sicheres Verfahren, das schon lange zur Routine in Krankenhäusern und Praxen gehört. Nichtsdestotrotz handelt es sich um eine invasive Methode, die gewisse Risiken birgt, über die der Patient vom Arzt aufgeklärt werden muss. Dazu gehören Verletzungen der Wand von Speiseröhre, Magen und Zwölffingerdarm bis hin zum Durchstoßen dieser Organe. Blutungen beziehungsweise der Übertritt von Magensaft in die Bauchhöhle können die Folge sein. Auch die Entnahme von Biopsien kann Blutungen auslösen. Gefährlich ist das aber nur dann, wenn die Blutgerinnung des Patienten gehemmt ist, etwa durch die Einnahme bestimmter Medikamente. Darüber hinaus beeinträchtigt die Betäubung des Rachens auch die Schutzreflexe. Dies kann dazu führen, dass aufgestoßener Mageninhalt in die Lunge gelangt und dort eine so genannte Aspirationspneumonie verursacht. Insgesamt sind solche unerwünschten Nebenwirkungen bei der Magenspiegelung aber sehr selten.

Übung alleine

Zusammenfassung „Gastroskopie"
Stellen Sie sich vor, Sie müssten in zehn Sätzen erklären, was bei einer Gastroskopie passiert. Wie würden Sie das tun? Überlegen Sie und üben Sie.

3

Übung zu zweit und in der Gruppe

Aufklärungsgespräch „Gastroskopie"

Üben Sie das Führen eines Aufklärungsgesprächs in 2er-Gruppen zum Thema „Gastroskopie". Sprechen Sie möglichst frei. Wechseln Sie die Rollen: Spielen Sie abwechselnd den Arzt und den zuhörenden und fragenden Patienten.

Führen Sie die Gespräche in der großen Gruppe vor und diskutieren Sie sie. Was war gut, was könnte noch verbessert werden?

Dokumentation (Fachsprachprüfung Teil II)

Inhaltsverzeichnis

4.1   Indirekte Rede, Konjunktiv I: Aussagen des Patienten wiedergeben – 52
4.1.1   Konjunktiv I, Gegenwart – 52
4.1.2   Konjunktiv I, Vergangenheit – 53

4.2   Patientenaussagen im Konjunktiv 1: Gegenwart und Vergangenheit – 55
4.2.1   Patientenaussagen in der Gegenwart – 55
4.2.2   Patientenaussagen in der Vergangenheit – 55

4.3   Würfelspiel: „Was ist passiert?" – 57

4.4   Verbal- und Nominalstil – 58

4.5   Minimodelldokumentation – 61

4.6   Training 1: Anamnese und Dokumentation – 63
4.6.1   Minimodell-Dokumentation Thorsten Hohnstedt – 63
4.6.2   Minimodell-Dokumentation Ann-Kathrin Bruckmohser – 65

4.7   Dokumentation der aktuellen Anamnese – 67

4.8   Training 2: Anamnese und Dokumentation – 73
4.8.1   Minimodell-Dokumentation Mechthild Ohlhagen – 73
4.8.2   Minimodell-Dokumentation Günther Biesenthal – 74
4.8.3   Minimodell-Dokumentation Miriam Friedersdorff – 76

© Springer-Verlag GmbH Deutschland, ein Teil von Springer Nature 2022
M. Lechner, U. Schrimpf, *Deutsch für Ärztinnen und Ärzte – Arbeitsbuch*,
https://doi.org/10.1007/978-3-662-65432-3_4

4

4.1 Indirekte Rede, Konjunktiv I: Aussagen des Patienten wiedergeben

Wenn Sie in einem Arztbrief zusammenfassen, was eine Patientin oder ein Patient Ihnen in der Anamnese erzählt hat, sollten Sie den **Konjunktiv I** verwenden.

Beispiel
- **Patientin:** „Ich habe jetzt schon seit drei Tagen immer wieder starke Bauchschmerzen."
- **Arzt (in einem Arztbrief):** „Die Patientin erklärte, sie <u>habe</u> nun schon seit drei Tagen immer wieder starke Bauchschmerzen."

4.1.1 Konjunktiv I, Gegenwart

Den **Konjunktiv I Gegenwart** eines Verbes bildet man mit dem **Verbstamm** und den **Endungen**:
- -e
- -est
- -e
- -en
- -et
- -en

Beispiel **fühlen**

ich fühl-e
du fühl-est
er/sie/es fühl-e
wir fühl-en
ihr fühl-et
sie/Sie fühl-en

Stimmt die Verbform im Konjunktiv I mit der Verbform im Präsens überein, wählt man zur besseren Unterscheidung die Verbform im Konjunktiv II.

ich fühl-e – identisch mit Präsens, also: **fühlte**
du fühl-est
er/sie/es fühl-e
wir fühl-en – identisch mit Präsens, also: **fühlten**
ihr fühl-et
sie/Sie fühl-en – identisch mit Präsens, also: **fühlten**

Stimmt die Verbform im Konjunktiv II mit der Verbfom im Präteritum überein, wählt man zur besseren Unterscheidung die Form des Konjunktiv II mit
„würde" + Infinitiv:

Beispiel   **fühlen**

ich fühlte – identisch mit Präteritum, also: **würde fühlen**
du fühl-est
er/sie/es fühl-e
wir fühlten – identisch mit Präteritum, also: **würden fühlen**
ihr fühl-et
sie/Sie fühlten – identisch mit Präteritum, also: **würden fühlen**

4.1.2 Konjunktiv I, Vergangenheit

Den **Konjunktiv I in der Vergangenheit** – es gibt für alle Formen der Vergangenheit nur eine Form im Konjunktiv I – bildet man mit den Konjunktivformen
von „haben" und „sein" + Partizip II:

Beispiel   **sein**

ich sei gewesen
du seist gewesen
er/sie/es sei gewesen
wir seien gewesen
ihr seiet gewesen
sie/Sie seien gewesen

Beispiel   **fühlen**

ich habe gefühlt
du habest gefühlt
er/sie/es habe gefühlt
wir haben gefühlt
ihr habet gefühlt
sie/Sie haben gefühlt

4

Auch im Konjunktiv I Vergangenheit gelten die Übereinstimmungsregeln, die für den Konjunktiv I Gegenwart gelten: Stimmt die Form von „haben" mit der Präsensform überein, wählt man den Konjunktiv II des Verbes „haben":

Beispiel   **fühlen**

ich habe gefühlt – hätte gefühlt
du habest gefühlt
er/sie/es habe gefühlt
wir haben gefühlt – hätten gefühlt
ihr habet gefühlt
sie/Sie haben gefühlt – hätten gefühlt

4.2   Patientenaussagen im Konjunktiv 1: Gegenwart und Vergangenheit

Übung alleine

> **Patientenaussagen dokumentieren**
>
> Formulieren Sie folgende Patientenaussagen in der indirekten Rede und mit dem Konjunktiv I.
>
> **Tipp:** Achten Sie dabei auch auf den Wechsel der Personalpronomen.

4.2.1   Patientenaussagen in der Gegenwart

a. Mein Bein ist geschwollen.

_____

b. Ich habe Kopfschmerzen.

_____

c. Die Intensität der Schmerzen liegt bei 7/10.

_____

d. Die Schmerzen strahlen in den Rücken aus.

_____

e. Die Symptome treten seit einer Woche auf.

_____

f. Die Beschwerden bestehen seit 2 Tagen.

_____

4.2.2   Patientenaussagen in der Vergangenheit

a. Mein Bein war geschwollen.

_____

b. Ich hatte Kopfschmerzen.

_____

c. Die Intensität der Schmerzen lag bei 7/10.

_____

d. Die Schmerzen haben in den Rücken ausgestrahlt.

_____

e. Die Symptome sind vor 3 Tagen zum ersten Mal aufgetreten.

_____

4

f. Die Beschwerden haben für 2 Tage bestanden.

_____

4.3 Würfelspiel: „Was ist passiert?"

Übung zu zweit und in der Gruppe

Würfelspiel „Was ist passiert?" ▣ Abb. 4.1
Spielverlauf: Rücken Sie so viele Felder vor, wie der Würfel Punkte zeigt. Formulieren Sie passende indirekte Aussagen im Konjunktiv I. Wenn Sie einen
Fehler machen, müssen Sie zurück auf das letzte Feld. Gewonnen hat, wer
zuerst drei ganze Runden geschafft hat.

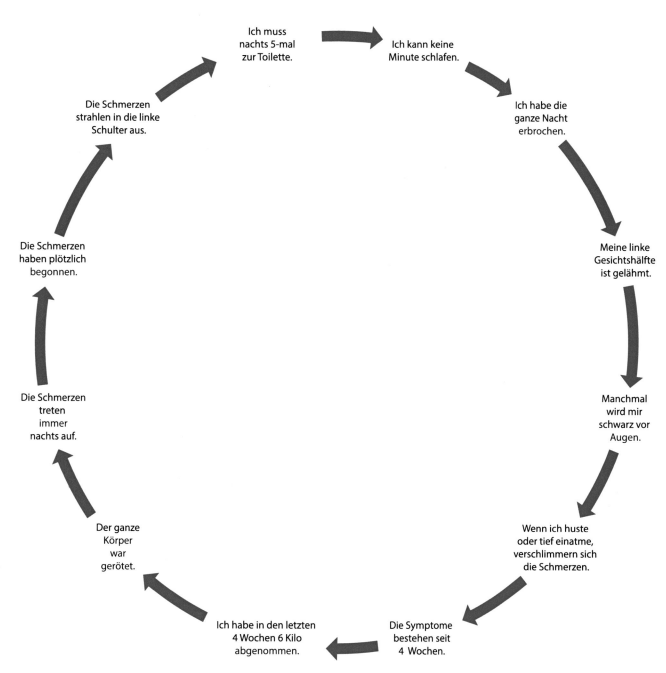

▣ **Abb. 4.1**   Würfelspiel „Was ist passiert?"

4

4.4 Verbal- und Nominalstil

Die Aussagen des Patienten können nicht nur verbal wiedergegeben werden, also in der indirekten Rede mit dem Konjunktiv 1, sondern auch nominal, also mit Nomina (Nomen und nominalisierten Verben). Der Vorteil liegt auf der Hand: Die nominale Wiedergabe braucht keinen Konjunktiv 1. Außerdem gilt der Nominalstil als besonders knapp und präzise. Er wird vor allem in politischen, wissenschaftlichen und amtlichen Texten verwendet, so auch z. B. in Arztbriefen und medizinischen Fachvorträgen. Allerdings muss man die richtigen Nomina kennen.

Beispiel   **Patient:** Morgens tut mein Kopf weh.

Verbal im Konjunktiv I: Der Patient berichtet, <u>Morgens tue sein Kopf weh.</u>

Nominal mit Dativ-Objekt (berichtet von) oder Akkusativ-Objekt (klagt über):   Der Patient berichtet von <u>morgendlichen Kopfschmerzen.</u>
Der Patient klagt über <u>morgendliche Kopfschmerzen.</u>

Übung alleine

> **Verbale und nominale Wiedergabe**
> Geben Sie die anamnestischen Angaben jeweils verbal und nominal wieder!

1. Patient: Nachts schwitze ich immer stark.

 ▬ Verbal: _____

_____

 ▬ Nominal: _____

_____

2. Patient: Ich kann nur schlecht einschlafen.

 ▬ Verbal: _____

_____

 ▬ Nominal: _____

_____

3. Patient: In den letzten drei Monaten habe ich fünf Kilo abgenommen.

 ▬ Verbal: _____

_____

— Nominal: _____

_____

4. Patient: Ich fühle mich schwach und kann nicht mehr so viel leisten.

— Verbal: _____

_____

— Nominal: _____

_____

5. Patient: Ich hatte stechende Schmerzen in der Brust, die bis in die linke Schulter ausgestrahlt haben.

— Verbal: _____

_____

— Nominal: _____

_____

6. Patient: Wenn ich mehr als 200 Meter gehe, dann schmerzt meine Wade.

— Verbal: _____

_____

— Nominal: _____

_____

Tipp: Gehstrecke, Wadenschmerzen

7. Patient: Erst waren die Schmerzen oben im Bauch, dann haben sie sich nach rechts unten verlagert.

— Verbal: _____

_____

4

  ▬ Nominal: _____

  _____

Tipp: Verlagerung

8. Patient: Wenn ich mich anstrenge, rast mein Herz.

  ▬ Verbal: _____

  _____

  ▬ Nominal: _____

  _____

4.5 Minimodelldokumentation[1]

Im Folgenden finden Sie ein Modell, mit dessen Hilfe Sie ein Anamnesegespräch für eine kurze Übergabe schriftlich dokumentieren können. Das Modell ist nicht mit einem vollständigen Arztbrief zu verwechseln. Es eignet sich jedoch in einigen Bundesländern für die schriftliche Dokumentation im zweiten Teil der Fachsprachprüfung, beispielsweise in Berlin.

Die aktuelle Anamnese sollte dabei in vollständigen Sätzen und in der angemessenen Form (Konjunktiv 1 oder nominal) formuliert werden. Die weiteren Teile der Anamnese (VE, VA, Noxen, Allergien, Medikamente, FA, SA) können in Stichpunkten genannt werden. Da der Adressat des Dokuments eine Ärztin bzw. ein Arzt ist, sollten Fachbegriffe benutzt werden. Verdachtsdiagnose, Differentialdiagnosen und das weitere Vorgehen werden wiederum in vollständigen Sätzen formuliert.

Einleitung

▬ Patient/in: _____

▬ Geburtsdatum: _____

▬ Größe: _____

▬ Gewicht: _____

Herr/Frau _____ stellte sich

am _____ wegen _____ (Genitiv) in unserer Praxis/in unserer Ambulanz vor.

Aktuelle Anamnese (in vollständigen Sätzen)

Herr/Frau _____ berichtet/gibt an (indirekte Rede, Konjunk-

tiv I) *oder*

Herr/Frau _____ berichtet über (+A) *oder*

Herr/Frau _____ berichtet von (+D) _____

Vorerkrankungen
▬ Arterielle Hypertonie (ED 2009)
▬ Phlebothrombose (2007)
▬ Z. n. Appendektomie (1970)
▬ …

Vegetative Anamnese
▬ Unauffällig bis auf Nykturie und Durchschlafstörungen

Noxen, Allergien, Medikamente
▬ Nikotinabusus (3 pack years)
▬ Alkohol- und Drogenkonsum werden verneint
▬ Allergien gegen Penicillin und Hausstaub
▬ Patient nimmt regelmäßig Ramipril 5 mg 1–0–1

---

1   Die Minimodelldokumentation wurde von Margarete Kohlenbach entworfen.

Familienanamnese
- Vater: Arterielle Hypertonie, koronare Herzerkrankung, Myokardinfarkt mit 68 Jahren
- Mutter: Diabetes mellitus Typ 1, Mammakarzinom
- Geschwister: gesund

Sozialanamnese
- Verheiratet/verwitwet/geschieden, lebt allein/in Partnerschaft/in Wohngemeinschaft
- 2 Kinder (12 Jahre, 3 Jahre)
- Rentner(in), Arbeiter(in), Angestellte(r), derzeit arbeitslos

Verdachtsdiagnose und Differenzialdiagnosen

Anamnestisch ergibt sich mit _____ (*Dativ*) ein V. a. _____ (*Akkusativ*). Alternativ kommen _____, _____ und _____ (*Nominativ*) in Betracht.

Weiteres Vorgehen

- Zur Abklärung empfehle ich folgende Untersuchungen: _____ _____ (*Akkusativ*)

- Um _____ (*Akkusativ*) auszuschließen, habe ich _____ (*Akkusativ*) veranlasst.

- Folgende Sofortmaßnahmen wurden bereits ergriffen: _____ (*Nominativ*)

- Sollte sich der V. a. _____ (*Akkusativ*) bestätigen, schlage ich folgende therapeutische Maßnahmen vor: _____ (*Akkusativ*).

Übung alle, zu zweit und in der Gruppe

> **Minimodelldokumentation: Eva Schneider**
> Dokumentieren Sie den Fall Eva Schneider anhand des Anamnesegesprächs aus dem zu diesem Arbeitsbuch gehörigen Trainingsbuch „Deutsch für Ärztinnen und Ärzte". Dieses Gespräch finden Sie auch im Anhang dieses Arbeitsbuches.

4.6 Training 1: Anamnese und Dokumentation

Übung alleine

Minimodell-Dokumentation

Diese Übung machen Sie bitte erst, nachdem Sie die Übungen in
▶ Abschn. 4.6.1 und 4.6.2 bearbeitet haben: Nachdem beide Anamnesen
(Thorsten Hohnstedt 4.6.1 und Ann-Kathrin Bruckmohser 4.6.2) erhoben
wurden, schreiben Sie und Ihr Partner eine Dokumentation nach dem Minimodell zu Ann-Kathrin Bruckmohser bzw. Thorsten Hohnstedt.

4.6.1 Minimodell-Dokumentation Thorsten Hohnstedt

Übung zu zweit

Anamnese Thorsten Hohnstedt

Im Folgenden spielen Sie die Rolle des unten beschriebenen Patienten (Thorsten Hohnstedt), und Ihr Partner erhebt die Anamnese. Lesen Sie zunächst
die Angaben in der Spalte „Informationen". Verstehen Sie die unterstrichenen
Worte?

Notieren Sie die fehlenden Angaben zu den Punkten 1, 10 und 11.

Tipp: Die Punkte 12 bis 15 dienen nur Ihrer Hintergrundinformation und sollten dem Arzt gegenüber nicht erwähnt werden.

Teilbereich	Informationen
1. Name und Alter des Patienten	Herr Thorsten Hohnstedt 57 Jahre alt Geburtsdatum: Größe: Gewicht:
2. Aufnahmegrund	Luftnot und Husten mit gelblich-bräunlichem Aus- wurf. *Auf Nachfrage*: kein Blut im Sputum.
3. Zeitdauer und Beginn	Seit 2 Tagen fühle ich mich <u>elend</u>. Vor 3 Tagen war ich bei einer Feier und habe 5 Bier getrunken und mehr als gewöhnlich geraucht *Auf Nachfrage*: 1 Schachtel. Am nächsten Morgen dachte ich erst, ich hätte einen <u>Kater</u>, so <u>zerschlagen</u> habe ich mich gefühlt. Aber das hörte dann den ganzen Tag nicht auf und heute auch nicht.
4. Verstärkungs- und Linderungsfaktoren	Wenn ich tief einatme oder mich anstrenge, tut es in der Flanke weh. Ich kann nur flach atmen.
5. Begleitsymptome	Fieber 39,6 °C Mir wird immer wieder plötzlich so kalt, dass ich zittere. Die letzten beiden Nächte habe ich zwei T-Shirts <u>vollgeschwitzt</u>. Ich fühle mich <u>total kaputt.</u> Das Schlucken tut weh, daher habe ich nur was getrunken. *Auf Nachfrage*: Keinen Appetit. *Auf Nachfrage*: kein Gewichtsverlust.

4

Teilbereich	Informationen
6. Krankenvorgeschichte	Vor Beginn der Beschwerden war ich schon seit 4 Tagen erkältet. Ich hatte vor 5 Jahren einen Bypass, seitdem ist eine KHK bekannt. Damals haben die Ärzte auch Bluthochdruck bei mir entdeckt. *Auf Nachfrage*: kein Auslandsaufenthalt in einem Land mit Tuberkuloserisiko in den letzten drei Jahren.
7. Medikamente	ASS 100 mg, 1-0-0, Ramipril 7,5 mg 1-0-0, Atorvastatin 40 mg 0-0-1, Metoprolol 50 mg 1-0-1
8. Allergien	Sind mir bisher nicht aufgefallen.
9. Noxen	Bis zur Bypass-OP 20 Zig./Tag, Aber seit 5 Jahren schon viel weniger (auf Nachfrage: 10/Tag) Alkohol: Ach, 1–2 Bierchen pro Abend, mehr nicht.
10. SA	Beruf: … Familienstand: …
11. FA	Vater: … Mutter: … Geschwister: …
12. Verdachtsdiagnose	**Pneumonie**
13. Differentialdiagnosen	**Bronchialkarzinom, Tuberkulose, COPD** **Gegen Bronchialkarzinom spricht eher: das Fehlen von Blut im Sputum und Gewichtsverlust.** **Gegen Tuberkulose spricht: das Fehlen eines Auslandsaufenthaltes in der Anamnese passt nicht zu Tuberkulose.** **Gegen COPD spricht: Fieber und plötzlich einsetzende Dyspnoe.**
14. Untersuchungen	**Röntgen-Thorax, Laboruntersuchung mit Blutbild, Entzündungsparametern und BGA, Sputumdiagnostik**
15. Therapie	**Antibiose sowie allgemeine Maßnahmen: Flüssigkeit, Mukolytikagabe, evtl. Sauerstoffgabe, bei Therapieversagen Bronchoskopie**

Übung zu zweit und in der Gruppe

Feedback Thorsten Hohnstedt

Nachdem Ihr Partner die Anamnese erhoben hat, geben Sie ihm bitte ein Feedback. Das Feedback sollte folgende Punkte umfassen:

- Struktur und Vollständigkeit der Anamnese
- Wurde systematisch und nach allen wesentlichen Punkten gefragt? Oder hat Ihr Partner bestimmte Aspekte nicht berücksichtigt (Stichwort: Nachfragen)?
- Wurde auch das weitere Vorgehen gut erklärt?
- Hat er auf Fachbegriffe verzichtet?

4.6.2 Minimodell-Dokumentation Ann-Kathrin Bruckmohser

Übung zu zweit

Anamnese Ann-Kathrin Bruckmohser

Im Folgenden spielen Sie die Rolle der unten beschriebenen Patientin (Ann-Kathrin Bruckmohser), und Ihr Partner erhebt die Anamnese. Lesen Sie zunächst die Angaben in der Spalte „Informationen". Verstehen Sie die unterstrichenen Worte?

Notieren Sie die fehlenden Angaben zu den Punkten 1, 10 und 11.

Tipp: Die Punkte 12 bis 15 dienen nur Ihrer Hintergrundinformation und sollten dem Arzt gegenüber nicht erwähnt werden.

Teilbereiche	Informationen
1. Name und Alter der Patientin	Frau Ann-Kathrin Bruckmohser, 56 Jahre alt Geburtsdatum: Größe: Gewicht:
2. Aufnahmegrund	Ich habe so ein Stechen im Oberbauch. Das ist mal stärker, mal schwächer, aber nach Mahlzeiten wird es immer ganz schlimm, vor allem wenn ich Süßes gegessen habe. *Auf Nachfrage*: Intensität 5–8/10 auf einer 10er Skala.
3. Zeitdauer und Beginn	Die Beschwerden habe ich schon eine Weile. *Auf Nachfrage*: seit ca. 2 Monaten. Ich dachte immer, das liegt am Kaffee. *Auf Nachfrage*: Ich trinke bei der Arbeit 5 Tassen Espresso/Tag. Aber in den letzten 3 Tagen ist es so <u>unerträglich</u> geworden, dass ich in die Notaufnahme gegangen bin.
4. Begleitsymptome	Nach den Mahlzeiten fühle ich mich schnell voll und übel ist mir auch. In den letzten beiden Tagen habe ich mich zwei Mal <u>übergeben</u>. *Auf Nachfrage nach Aussehen des Erbrochenen*: Ich mache mir Sorgen, weil im Erbrochenen so schwarze <u>Krümel</u> waren. *Auf Nachfrage*: Mein Stuhl war die letzten beiden Male so seltsam schwarz.
5. Krankenvorgeschichte	2010 wurde mir die Galle rausgenommen. 2015 hatte ich einen Herzinfarkt. Art. Hypertonie (ED 2015)
6. Medikamente	Wegen der Bauchschmerzen nehme ich seit 6 Wochen jeden Tag ein Schmerzmittel. *Auf Nachfrage*: 2 × 600 mg Ibuprofen/Tag. Aber das hat <u>kaum was gebracht</u>. Seit dem Herzinfarkt muss ich ganz viele <u>Pillen</u> schlucken: ASS 100 mg, 1-0-0, Ramipril 5 mg 1-0-0, Atorvastatin 20 mg 0-0-1, Metoprolol 100 mg 1-0-0
7. Allergien	Nicht, dass ich wüsste.

4

Teilbereiche	Informationen
8. Noxen	Bis zum Herzinfarkt habe ich eine halbe Schachtel pro Tag geraucht (*auf Nachfrage*: 35 Jahre lang), aber seit 2015 bin ich Nichtraucherin. Abends trinke ich manchmal (*auf Nachfrage*: an 5 Abenden/Woche) ein bisschen Wein (*auf Nachfrage*: 1/2 Flasche Rotwein) und ab und zu einen Schnaps, um nach der Arbeit runterzukommen.
9. VA	In 2 Monaten habe ich 4 kg abgenommen, aber das stört mich gar nicht.
10. SA	Beruf: … Familienstand: …
11. FA (ohne Ca.)	Vater: … Mutter: … Geschwister: …
12. Verdachtsdiagnose	**Ulcus ventriculi**
13. Differentialdiagnosen	**Ulcus duodeni, Cholezystolithiasis, Pankreatitis, Magenkarzinom, Myokardinfarkt.** **Gegen Ulcus duodeni: sprechen die postprandialen Schmerzen und die Abwesenheit von Nüchternschmerz.** **Cholezystolithiasis: lässt sich durch Cholezystektomie ausschließen.** **Eine Pankreatitis: hätte einen akuteren Verlauf.** **Gegen Magen-Ca.: spricht die negative FA.** **Die Meläna: passt nicht zu Myokardinfarkt.**
14. Untersuchungen	**ÖGD**
15. Therapie	**Eradikationstherapie mit Antibiose bei nachgewiesener HP-Gastritis und PPI sowie Alkoholkarenz, Nikotinabstinenz, Ernährungsberatung, Stressabbau.**

Übung zu zweit und in der Gruppe

Feedback Ann-Kathrin Bruckmohser

Nachdem Ihr Partner die Anamnese erhoben hat, geben Sie ihm bitte ein Feedback. Das Feedback sollte folgende Punkte umfassen:
- Struktur und Vollständigkeit der Anamnese
- Wurde systematisch und nach allen wesentlichen Punkten gefragt? Oder hat Ihr Partner bestimmte Aspekte nicht berücksichtigt (Stichwort: Nachfragen)?
- Wurde auch das weitere Vorgehen gut erklärt?
- Hat er auf Fachbegriffe verzichtet?

4.7   Dokumentation der aktuellen Anamnese

Bei der Formulierung der Dokumentation wird für die aktuelle Anamnese
die meiste Zeit benötigt. Die weitere Anamnese sowie Verdachtsdiagnose,
Differentialdiagnosen und Therapievorschlag lassen sich mit Hilfe der Standardformulierungen des Minimodells aus diesem Buch schnell bewältigen. Für
die aktuelle Anamnese fehlen solche Standardformulierungen aber, weil jedes
Anamnesegespräch anders verläuft. Es gibt allerdings bestimmte Aspekte, die
oft gleich sind: Aufnahmegrund, zeitlicher Verlauf, Ausstrahlung/Wanderung,
Lokalisation, Qualität, Intensität, Verstärkungs- und Linderungsfaktoren sowie
Begleitsymptome. Zu diesen Aspekten lassen sich Sätze formulieren, die Mo-
dellcharakter haben und die sich leicht an viele Situationen anpassen lassen.
Das soll in der folgenden Übung in zwei Schritten erfolgen.

Zunächst müssen Patientenaussagen in eine Dokumentationssprache übersetzt werden. Mit Dokumentationssprache sind Formulierungen gemeint, die
von umgangssprachlichen Worten und dem mündlichen Duktus bereinigt wurden. Beispielsweise würde die Aussage eines Patienten „Ich habe heut' morgen
schon dreimal gekotzt" nicht so dokumentiert werden: „Der Patient habe heute
Morgen schon dreimal gekotzt". Sondern so: „Der Patient habe sich heute
Morgen schon dreimal übergeben." Der umgangssprachlich vulgäre Audruck
„gekotzt" wird also in eine Art standardisierte Dokumentationsformulierung
übersetzt: „sich übergeben". Der zweite Schritt betrifft den distanzierten Wie-
dergabecharakter des Satzes, der entweder mit dem Konjunktiv 1 erzielt werden
kann oder mit entsprechenden nominalen Ausdrücken.

Übung alleine

> **Übersetzen Sie folgende Patientenaussagen in Dokumentationssätze**
> Achten Sie bitte darauf, umgangssprachliche Formulierungen anzupassen.

Aufnahme
1. Ich komme zu Ihnen in die Notaufnahme, weil es hier oben im Bauch so
   schrecklich weh tut. (Aufnahmedatum. 22.02.2022)

   _____

   _____

2. Mein Hausarzt hat mich zu Ihnen ins Krankenhaus geschickt, weil ich
   so schreckliche Schmerzen habe, hier oben im Bauch. (Aufnahmedatum:
   22.02.2022)

   _____

   _____

4

Zeitlicher Verlauf

3. Seit wann ich die Schmerzen habe, fragen Sie? Das kann ich Ihnen sagen, seit heute Morgen.

_____

_____

4. Die Schmerzen treten seit einer Woche auf, immer mittags, Frau Doktor, wenn ich grad was Schönes gegessen habe.

_____

_____

5. Das ging gleich nach dem Frühstück los, Zack, plötzlich waren die Schmerzen da!

_____

_____

6. Gestern Morgen, da sind die Schmerzen zum ersten Mal aufgetreten.

_____

_____

7. Also, ich habe diese Schmerzen jetzt seit 2 Monaten, aber seit einer Woche wird das immer schlimmer.

_____

_____

8. Jetzt, wo Sie fragen, Herr Doktor, fällt mir ein, dass ich sowas ähnliches schon einmal hatte, vor 3 Monaten war das, glaube ich.

_____

_____

9. Ausgelöst wurde dieser ganze Mist, fürchte ich, durch mein Frühstück, dabei war das so lecker, ich hatte Rührei mit Bacon und Toast mit ganz dick Butter drauf.

_____

_____

Ausstrahlung und Wanderung

10. Die Schmerzen gehen bis in die linke Schulter hoch, sogar bis in den Unterkiefer.

_____

_____

11. Also, das war komisch, zuerst waren die Schmerzen hier (zeigt auf den Oberbauch), aber jetzt sind sie hier unten (zeigt auf den rechten Unterbauch).

_____

_____

Qualität und Intensität

12. Wenn so ein Krampf kommt, dann ist das schon ziemlich heftig, da sind die Schmerzen bei 7, würde ich sagen, ansonsten so 2–3/10.

_____

_____

13. Wie ich die Schmerzen beschreiben würde? Krampfartig, würde ich sagen.

_____

_____

Verstärkungs- und Linderungsfaktoren

14. Also, wenn ich eine Wärmflasche nehme, dann wird's besser, aber wenn ich mich bewege, dann wird's schlechter.

_____

_____

15. Beim Treppensteigen ist es immer noch schlimmer als sonst.

_____

_____

4

16. Was auch nicht gut geht, ist das tiefe Einatmen, da tut es dann noch doller weh.

_____

_____

Begleitsymptome

17. Nein, Frau Doktor, schlecht ist mir nicht, gekotzt habe ich auch nicht und Fieber habe ich, Gott sei Dank, auch nicht.

_____

_____

18. Wissen Sie, ich habe nicht nur diese Schmerzen, sondern dazu ist mir auch noch schlecht, einmal kam auch schon das Essen wieder hoch.

_____

_____

Weitere Formulierungen

19. Ich hab' auch schon eine Paracetamol eingeworfen, aber das hat gar nichts gebracht.

_____

_____

20. Mein Ehemann hat gesagt, dass meine Augen so komisch gelb geworden sind.

_____

_____

21. (Achtung, dies ist keine Patientenaussage.) **Arzt/Ärztin**: „Mist, Mist, Mist, ich hab' vergessen, nach den Noxen zu fragen, was schreib ich denn jetzt in die Doku?" → *Bitte eine passende Formulierung für die Dokumentation überlegen.*

_____

_____

Übung alleine

Lückenübung zur Dokumentation der aktuellen Anamnese
In der folgenden Übung finden Sie die obigen Patientenaussagen in standardisierte Dokumentationsausdrücke übersetzt. Es fehlen allerdings noch die korrekten Formulierungen, meistens, wenn auch nicht immer, im Konjunktiv 1.

Aufnahme

1. Die Patientin _____ sich am 02.02.2022 wegen Oberbauchschmerzen in unserer Notaufnahme _____.

2. Der Patient _____ am 03.03.2022 wegen Oberbauchschmerzen von seinem HA _____.

Zeitlicher Verlauf

3. Die Schmerzen _____ <u>seit</u> heute Morgen.

4. Die Schmerzen _____ <u>seit</u> einer Woche immer nach dem Mittagessen _____.

5. Die Schmerzen _____ nach dem Frühstück plötzlich _____.

6. Die Schmerzen _____ gestern Morgen zum ersten Mal _____.

7. Die Schmerzen _____ seit 2 Monaten, aber seit einer Woche _____ sie sich _____.

8. Ähnliche Beschwerden _____ sie bereits vor 3 Monaten _____.

9. Auslöser der Beschwerden _____ eine fettreiche Mahlzeit _____.

Ausstrahlung und Wanderung

10. Die Schmerzen _____ in die linke Schulter und in den Unterkiefer _____.

11. Die Schmerzen _____ vom Oberbauch in den rechten Unterbauch _____.

Qualität und Intensität

12. Die Intensität _____ 7/10 während einer Kolik, ansonsten 2–3/10.

13. Die Patientin _____ die Schmerzen als krampfartig.

4

Verstärkungs- und Linderungsfaktoren

14. Eine Wärmflasche _____ die Schmerzen, Bewegung

_____ sie.

15. Die Schmerzen _____ sich bei Belastung (Treppensteigen) ver-

stärken.

16. Wenn sie tief einatme, _____ sich die Schmerzen _____.

Begleitsymptome

17. Übelkeit, Erbrechen und Fieber _____ _____.

18. Die Schmerzen _____ von Übelkeit und Erbrechen

_____.

Weitere Formulierungen

19. Gegen die Schmerzen habe sie Paracetamol (2 × 500 mg) _____,

was jedoch ohne Wirkung _____ sei.

20. Ihr Ehemann habe eine Gelbfärbung ihrer Augen _____.

Die folgende praktische Notfallformulierung sollte man sich gut merken, denn
es passiert sehr leicht, dass man vergisst nach einer Information zu fragen. Dann
schreibt man in die Dokumentation:

21. Noxen müssen noch _____ werden.

4.8 Training 2: Anamnese und Dokumentation

4.8.1 Minimodell-Dokumentation Mechthild Ohlhagen

Übung zu zweit

Anamnese Mechthild Ohlhagen

Diese Übung sollten Sie erst machen, nachdem Sie die Übungen in ▶ Abschn. 4.8.1 und 4.8.2 bearbeitet haben: Nachdem beide Anamnesen (Mechthild Ohlhagen 4.8.1 und Günther Biesenthal 4.8.2) erhoben wurden, schreiben Sie und Ihr Partner eine Dokumentation nach dem Minimodell zu Mechthild Ohlhagen bzw. Günther Biesenthal.

Im Folgenden spielen Sie die Rolle der unten beschriebenen Patientin (Mechthild Ohlhagen), und Ihr Partner erhebt die Anamnese. Lesen Sie zunächst die Angaben in der Spalte „Informationen". Verstehen Sie die unterstrichenen Worte?

Notieren Sie die fehlenden Angaben zu den Punkten 1, 10 und 11.

Tipp: Die Punkte 12 bis 15 dienen nur Ihrer Hintergrundinformation und sollten dem Arzt gegenüber nicht erwähnt werden.

Teilbereich	Informationen
1. Patientendaten	Frau Mechthild Ohlhagen 54 Jahre alt Geburtsdatum: Größe: Gewicht:
2. Aufnahmegrund	Ich habe so ein komisches Herzrasen und bin innerlich oft so <u>kribbelig</u>, dass ich kaum einschlafen kann. Außerdem habe ich noch diese <u>bescheuerten Glubschaugen</u>. *Auf Nachfrage:* Das ist so ein Druckgefühl hinter den Augen und manchmal kann ich Licht kaum <u>ertragen</u>.
3. Zeitdauer und Beginn	Ganz genau kann ich es nicht sagen, aber das ging vielleicht so vor drei oder vier Wochen los. In der letzten Woche hat sich das alles noch verstärkt.
4. Verstärkungs- und Linderungsfaktoren	Bei Stress wird's immer noch schlimmer, oft bei der Arbeit. Kaffee ist auch schlecht. Aber ohne geht's auch wieder nicht, weil ich immer so müde bin und mich nur schlecht konzentrieren kann. Wärme <u>halte</u> ich auch kaum noch <u>aus</u>. Am besten ist es, in einem ruhigen, kühlen Zimmer zu sitzen.
5. Begleitsymptome	Ich schwitze viel mehr als früher. Seltsam ist auch, dass ich abnehme, obwohl ich ständig <u>Kohldampf</u> habe. *Auf Nachfrage:* 5 kg in 4 Wochen *Auf Nachfrage:* Fieber, Übelkeit und Erbrechen habe ich nicht.
6. Krankenvorgeschichte	Ich habe Knochenschwund, das wurde schon vor 10 Jahren festgestellt.

4

Teilbereich	Informationen
7. Medikamente	Dagegen nehme ich Vitamin D plus Kalzium. *Auf Nachfrage nach der Dosis*: Keine Ahnung, da muss ich noch mal auf die Packung schauen.
8. Allergien	Habe ich nicht und will ich auch nicht haben.
9. Noxen	Kaffee: 3–5 Espresso/Tag Alkohol: Manchmal ein Bier Nikotinabusus: Ich rauche ein Päckchen pro Tag. *Auf Nachfrage*: Seit dem 20. Lebensjahr.
10. SA	Beruf: … Familienstand: …
11. FA	Vater: … Mutter: … Geschwister: …
12. Verdachtsdiagnose	**Hyperthyreose**
13. Differentialdiagnosen	**Bronchialkarzinom** **Hypertonie** **Gegen Hypertonie: Exophtalmus, Lichtempfindlichkeit** **Für Bronchialkarzinom: Gewichtsverlust, positive Nikotinanamnese.**
14. Untersuchungen	**KU: Inspektion, Palpation und Auskultation der Schilddrüse, Blutdruckmessung** **Labor: Schilddrüsenparameter (TSH, T3, T4) TRAK** **Schilddrüsensonografie und ggf. Schilddrüsenszintigrafie** **Röntgen Thorax zur Abklärung eines eventuellen Bronchialkarzinoms/gegebenenfalls CT**
15. Therapie	**Thyreostatische Therapie mit Carbimazol**

Übung zu zweit und in der Gruppe

Feedback nach der Anamnese

Nachdem Ihr Partner die Anamnese erhoben hat, geben Sie ihm bitte ein Feedback. Das Feedback sollte folgende Punkte umfassen:
- Struktur und Vollständigkeit der Anamnese
- Wurde systematisch und nach allen wesentlichen Punkten gefragt? Oder hat Ihr Partner bestimmte Aspekte nicht berücksichtigt (Stichwort: Nachfragen)?
- Wurde auch das weitere Vorgehen gut erklärt?
- Hat er auf Fachbegriffe verzichtet?

4.8.2 Minimodell-Dokumentation Günther Biesenthal

Anamnese Günther Biesenthal

Im Folgenden spielen Sie die Rolle des unten Patienten Günther Biesenthal und Ihr Partner erhebt die Anamnese. Lesen Sie zunächst die Angaben in der Spalte „Informationen". Verstehen Sie die unterstrichenen Worte?

Notieren Sie die fehlenden Angaben zu den Punkten 1, 10 und 11.

Tipp: Die Punkte 12 bis 15 dienen nur Ihrer Hintergrundinformation und sollten dem Arzt gegenüber nicht erwähnt werden.

Teilbereich	Informationen
1. Name und Alter des Patienten	Herr Günther Biesenthal 64 Jahre alt Geburtsdatum: Größe: Gewicht (kein Übergewicht!):
2. Aufnahmegrund	Ich hatte jetzt schon zwei Mal so ein komisches, drückendes Gefühl in der Brust. Jedes Mal war ich auch ganz schön <u>aus der Puste</u>. *Auf Nachfrage*: Das ist so ein Engegefühl, hier (zeigt) unter dem Brustbein.
3. Zeitdauer und Beginn	Vor 2 Wochen hatte ich das zum ersten Mal. Da habe ich gerade eine Radtour mit meiner Frau gemacht. Dann bin ich <u>abgestiegen</u> und nach ein paar Minuten, <u>Schwuppdiwupp</u>, da war das wieder weg. Gestern aber, beim Tennisspielen, da hatte ich wieder so einen Anfall. Als wenn mir ein Elefant auf der Brust sitzt. Und wieder mit <u>Luftschnappen</u>. Ich dachte erst, ich kriege einen <u>Tennisarm</u>, weil der linke Arm ein bisschen taub wurde. Zur Beruhigung habe ich mich erst mal hingesetzt, dann war schnell wieder <u>alles paletti</u>. *Auf Nachfrage*: Nein, in Ruhe hatte ich das noch nie, zum Glück!
4. Verstärkungs- und Linderungsfaktoren	Ich habe das Gefühl, bei stärkerer Anstrengung kann das jederzeit auftreten. Auch vorhin, als ich hier bei Ihnen die Treppen hochgestiegen bin, da ging das gleich wieder los. Aber sobald ich sitze oder liege, ist <u>alles wieder in Butter</u>. Was meinen Sie, Herr/Frau Doktor, ist das was Schlimmes?
5. Begleitsymptome	Gestern auf dem Tennisplatz war mir auch ziemlich <u>flau</u> im Magen und ich musste <u>würgen</u>.
6. Krankenvorgeschichte	Seit ungefähr 6 Jahren habe ich hohen Blutdruck, aber dagegen hat mir mein Doc was verschrieben. Vor 3 Jahren hat er allerdings auch erhöhte Blutfettwerte festgestellt. *Auf Nachfrage*: Ich sollte deswegen irgendeine Tablette schlucken, so einen Fettsenker, <u>Ator-Dingsbums</u>, aber ehrlich gesagt, ich hab' das nicht gemacht. Gucken Sie mich mal an, ich bin doch nicht fett, im Gegenteil, ich bin schlank wie ein Fuchs.
7. Medikamente	Ramipril 5 mg, das nehme ich immer morgens. Von diesem Fettsenker sollte ich 40 mg nehmen, aber ich glaube, das ist nicht nötig bei meinem Gewicht.
8. Allergien	Nee, da habe ich <u>nix</u>.
9. Noxen	Rauchen: Ein 10 Zig./Tag, seit ca. 30 Jahren. Alkohol: Nur Rotwein, aber der soll ja sehr gesund sein, oder? *Auf Nachfrage*: 1–2 Gläser/Abend, aber nur an Arbeitstagen Drogen: Nein, ich bin doch nicht <u>bekloppt</u>.
10. SA	(stressiger) Beruf: _____ Ich stehe bei der Arbeit grad ziemlich <u>unter Druck</u>. Familienstand: …
11. FA	Vater: … Mutter: … Geschwister: …

4

Teilbereich	Informationen
12. Verdachtsdiagnose	**KHK**
13. Differentialdiagnosen	**Akuter Myokardinfarkt, Lungenembolie** **Gegen akuten Myokardinfarkt: Rückgang der Beschwerden in Ruhe.** **Gegen Lungenembolie: Abwesenheit einer vorhergehenden Immobilisationsphase.**
14. Untersuchungen	**Labor: Cholesterinwerte, Herzenzyme Trop T und Trop I, CK, CK-MB** **Ruhe- und Belastungs-EKG** **Echokardiografie** **Koronarangiografie**
15. Therapie	**Glyceroltrinitrat als Spray zur Akuttherapie** **Ramipril 5 mg** **ASS 100 mg** **Atorvastatin 40 mg**

Übung zu zweit und in der Gruppe

Feedback Günther Biesenthal

Nachdem Ihr Partner die Anamnese erhoben hat, geben Sie ihm bitte ein Feedback. Das Feedback sollte folgende Punkte umfassen:
- Struktur und Vollständigkeit der Anamnese
- Wurde systematisch und nach allen wesentlichen Punkten gefragt? Oder hat Ihr Partner bestimmte Aspekte nicht berücksichtigt (Stichwort: Nachfragen)?
- Wurde auch das weitere Vorgehen gut erklärt?
- Hat er auf Fachbegriffe verzichtet?

4.8.3 Minimodell-Dokumentation Miriam Friedersdorff

Übung alleine

Anamnese Miriam Friedersdorff

Im Folgenden spielen Sie die Rolle der unten beschriebenen Patientin (Miriam Friedersdorff), und Ihr Partner erhebt die Anamnese. Lesen Sie zunächst die Angaben in der Spalte „Informationen". Verstehen Sie die unterstrichenen Worte?

Notieren Sie die fehlenden Angaben zu den Punkten 1, 10 und 11.

Tipp: Die Punkte 12 bis 15 dienen nur Ihrer Hintergrundinformation und sollten dem Arzt gegenüber nicht erwähnt werden.

Teilbereich	Informationen
1. Name und Alter der Patientin	Frau Miriam Friedersdorff 29 Jahre alt Geburtsdatum: Größe: Gewicht:
2. Aufnahmegrund	brennende Schmerzen beim Wasserlassen
3. Zeitdauer und Beginn	Seit einem Tag habe ich schlimme Schmerzen. Ich halte das kaum aus! Und oft lohnt es sich auch gar nicht, ständig <u>für die paar Tröpfchen</u> aufs Klo zu gehen. *Auf Nachfrage*: Alle halbe Stunde muss ich auf die Toilette.

Teilbereich	Informationen
4. Verstärkungs- und Linderungsfaktoren	Wenn ich mich in eine Badewanne mit warmem Wasser setze, werden die Schmerzen <u>eine Spur</u> besser. Auch eine Wärmeflasche hilft ein bisschen. Wärme ist generell ganz gut, glaube ich. *Auf Nachfrage nach der Intensität*: Also, das ist schon ziemlich <u>doll</u>, ich würde sagen 3–5/10
5. Begleitsymptome	Fieber? Also, ich habe nicht gemessen, aber ich glaube nicht. *Auf Nachfrage, ob es an der Flanke (Nierenlager) Schmerzen gebe*: Nein, da ist nichts. *Auf Nachfrage*: Nee, Krämpfe habe ich auch nicht.
6. Krankenvorgeschichte	Als Kind wurden mir mal die Mandeln rausgenommen, aber sonst war immer alles <u>schick</u>.
7. Medikamente	<u>Antibabypille</u>, immer morgens nach dem Zähneputzen Oleovit Tropfen, morgens
8. Allergien	Pollen, Hausstaub, Kiwis
9. Noxen	Ab und zu eine Zigarette, auf Partys, mit Freunden etc., ca. 10 Zigaretten im Monat Alkohol: ca. dreimal die Woche ein bis zwei Gläser Wein
10. SA	Beruf: ... Familienstand: Nein, ich bin nicht verheiratet. *Auf Nachfrage, ob sie in einer Beziehung lebe*: Nein, mit meinem Freund habe ich vor 2 Monaten <u>Schluss</u> gemacht, und seitdem habe ich niemanden kennengelernt. *Auf Nachfrage, ob sie in letzter Zeit Sex gehabt habe*: Nein, leider nicht, haha.
11. FA	Vater: ... Mutter: ... Geschwister: ...
12. Verdachtsdiagnose	**untere Harnwegsinfektion**
13. Differentialdiagnosen	**Nephritis, Nephrolithiasis, Urethritis** **– gegen die Nephritis spricht: Nierenlager sind frei** **– zu Nephrolithiasis passt nicht: keine kolikartigen Schmerzen, kein Blut im Urin** **– gegen die Urethritis spricht: kein Juckreiz, kein Ausfluss, keine Rötung des Harnröhrenausgangs**
14. Untersuchungen	**– Blutbild: Leukozyten** **– U-Stix: Leukozyten und Urin-pH** **– Urinanalyse: Bakterien, Leukozytenenzyme, Nitrate**
15. Therapie	**Trimethoprim und Sulfatmethoxol in Kombination, z. B. Cotrim**

Feedback Miriam Friedersdorff

Nachdem Ihr Partner die Anamnese erhoben hat, geben Sie ihm bitte ein Feedback. Das Feedback sollte folgende Punkte umfassen:
- Struktur und Vollständigkeit der Anamnese
- Wurde systematisch und nach allen wesentlichen Punkten gefragt? Oder hat Ihr Partner bestimmte Aspekte nicht berücksichtigt (Stichwort: Nachfragen)?
- Wurde auch das weitere Vorgehen gut erklärt?
- Hat er auf Fachbegriffe verzichtet?

Übung zu zweit und in der Gruppe

Zusammenfassende Beurteilung in Arztbriefen

Inhaltsverzeichnis

5.1 Hürde: Arztbrief – 80

5.2 Satzbau – TEKAMOLO – 81

5.3 Passiv und Passiv mit Modalverben – 82

5.4 Partizipien – 84

5.5 Partizipialkonstruktionen und Relativsätze – 85

5.6 Die zusammenfassende Beurteilung: Struktur und Verben – 87
5.6.1 Verben der zusammenfassenden Beurteilung – 87
5.6.2 Typische Sätze einer zusammenfassenden Beurteilung – 88

5.7 Zusammenfassende Beurteilung mit Lücken – 93

5.8 Einen Arztbrief verfassen: Anamnese und zusammenfassende Beurteilung – 94

© Springer-Verlag GmbH Deutschland, ein Teil von Springer Nature 2022
M. Lechner, U. Schrimpf, *Deutsch für Ärztinnen und Ärzte – Arbeitsbuch*,
https://doi.org/10.1007/978-3-662-65432-3_5

5.1   Hürde: Arztbrief

Die Sprache, die in deutschen Arztbriefen verwendet wird, ist für internationale Ärztinnen und Ärzte oft schwer zu verstehen. Vor allem stellt es eine Herausforderung für sie dar, selbständig Arztbriefe zu formulieren.

Dabei ist der Arztbrief nur in bestimmten Teilen sprachlich anspruchsvoll, nämlich dort, wo in ganzen Sätzen formuliert wird. Die vergleichsweise einfache Darstellung von Befunden, die meist in Listenform erfolgt, werden wir hier daher überspringen.

Nachdem wir in ▶ Kap. 4 die Wiedergabe der Anamnese geübt haben, konzentrieren wir uns jetzt auf das Training und die Vertiefung einiger sprachlicher Strukturen – Passiv, Partizipialkonstruktionen, Relativsätze etc. –, die bei der zusammenfassenden Beurteilung, auch „Epikrise" oder „Therapie und Verlauf" genannt, verwendet werden. Ziel ist es, der komplexen Arztbriefsprache näherzukommen. Zugleich dürfen wir nicht vergessen, dass für die Kolleginnen und Kollegen, die den Patienten weiterbehandeln, vor allem zählt, dass der Brief gut verständlich ist. Ein Arztbrief sollte also, trotz der Komplexität seines Inhalts, immer vor allem lesbar sein. „Ein lesbarer Arztbrief", erklärt darüber hinaus das Deutsche Ärzteblatt, „sollte immer möglichst kurz sein."[1]

---

1   Dtsch Arztebl 2013; 110(37): A 1672–6.

5.2 Satzbau – TEKAMOLO

Beim Verfassen eines Arztbriefes geht es u. a. darum, möglichst viele Informationen möglichst knapp zusammenzufassen. Daher stehen im Arztbrief oft viele Informationen in einem komplexen Satz, der aus mehreren Satzteilen besteht. Dabei kommt es häufiger zu Problemen mit dem Satzbau: Welcher Satzteil steht zuerst, welcher folgt dann etc.?

Um diese Fehler zu vermeiden, üben wir im Folgenden, verschiedene Ergänzungen in komplexen Sätzen in der richtigen Reihenfolge zu nennen. Dafür gilt folgende Grundregel: Temporale, kausale, modale und lokale Ergänzungen stehen im Satz in der Reihenfolge: TE(mporal) – KA(usal) – MO(dal) – LO(kal) = TE – KA – MO – LO

Beispiel
Der am Vorabend wegen akuter Bauchschmerzen notfallmäßig auf der Intensivstation behandelte Patient ist leider verstorben.
- TE: am Vorabend (= wann?)
- KA: wegen Bauchschmerzen (= warum?)
- MO: notfallmäßig (= wie?)
- LO: auf der Intensivstation (= wo?)

Arztbriefdurcheinander

Die Ergänzungen in verschiedenen Sätzen aus Arztbriefen sind durcheinandergeraten. Sortieren Sie sie in der richtigen Reihenfolge und benennen Sie jeden Satzteil passend.

Übung alleine

1. Nach der im Marienkrankenhaus routinemäßig am 10.01.2018 durchgeführten Appendektomie ist der Patient leider verstorben.
2. Der wegen akuter Bauchschmerzen auf der Intensivstation vorgestern aufgenommene Patient ist leider verstorben.
3. Der umgehend in die Radiologie am 13.04.2016 wegen eines Verdachts auf Oberschenkelhalsfraktur überwiesene Patient ist leider verstorben.
4. Der notfallmäßig wegen Kopfschmerzen am Vorabend auf der Intensivstation aufgenommene Patient ist heute Morgen leider verstorben.
5. Die auf der Intensivstation zur Überwachung vor zwei Tagen aufgenommene Patientin ist leider verstorben.

5

5.3   Passiv und Passiv mit Modalverben

Die ärztliche Fachsprache ist eine Wissenschaftssprache. Typisch für Wissenschaftssprachen ist die Verwendung des Passivs, das man häufig in Arztbriefen, Fachvorträgen etc. findet. Deshalb ist es wichtig, dass Sie die Passivformen sicher beherrschen.

Das Vorgangspassiv bildet man im Deutschen mit Subjekt + konjugierte Form von „werden" (+ Objekt) + Partizip II.

Beispiel
- Der Mann <u>wird</u> beim Unfall <u>verletzt</u>.
- Der Mann <u>wurde</u> beim Unfall <u>verletzt</u>.

Oft wird das Passiv zusammen mit Modalverben verwendet: konjugierte Form des Modalverbs + Partizip II + „werden" im Infinitiv.

Beispiel
- Die Frau muss operiert werden.
- Die Frau musste operiert werden.

Übung alleine

> **Passivkonstruktionen**
> Unterstreichen Sie im folgenden Text alle Passivkonstruktionen.

Es gibt verschiedene Möglichkeiten, wie ein operativer Zugang zur Lunge erreicht werden kann. Neben Thorakotomie und Sternotomie kann teilweise auch eine Thorakoskopie durchgeführt werden. Bei der Thorakoskopie, die üblicherweise unter lokaler Betäubung mit Sedierung erfolgt, müssen am Brustraum kleine Öffnungen geschaffen werden, über die ein Thorakoskop sowie die Operationsinstrumente eingeschoben werden können. Das Bild der Minikamera kann auf einem Monitor verfolgt werden. Je nach Befund können und müssen Lungenbereiche und andere Strukturen in der Umgebung herausgenommen werden, beispielsweise Anteile der Pleura.

Übung alleine

> **Können, müssen oder sollen?**
> Üben Sie die korrekte Verwendung des Passivs: Formulieren Sie einen vollständigen Satz, und verwenden Sie dabei die Modalverben „können", „sollen" oder „müssen" und das Hilfsverb „werden".
>
> **Tipp:** Überlegen Sie gut, ob eine Notwendigkeit (müssen), eine Möglichkeit (können) oder eine Empfehlung (sollen) gemeint ist. Manchmal gibt es mehrere Lösungen.

- operieren, Herr Müller, gestern Abend, ?

_____

_____

- wiederbeleben, der Patient aus der Notaufnahme, ?

_____

_____

- abtöten, mikroskopisch kleine Tumorreste, durch die Strahlentherapie

_____

_____

- behandeln, der Patient, ambulant, nicht länger

_____

_____

- aufnehmen, der Patient, stationär

_____

_____

- retten, trotz des Atemstillstands, die Patientin

_____

_____

- fortsetzen, die Therapie, für mindestens drei Monate

_____

_____

- eine suffiziente Analgesie, erreichen, mittels PDK

_____

_____

- die Drainage, entfernen, heute

_____

_____

- histologisch klassifizieren, als Plattenepithelkarzinom, der pulmonale Tumor

_____

_____

5.4 Partizipien

Werden Verben als Adjektive verwandt, nennt man sie Partizipien. Man unterscheidet im Deutschen das Partizip I (Partizip der Gegenwart, aktiv) und das Partizip II (Partizip Perfekt, passiv), das Sie von den Vergangenheitsformen der Verben kennen.

Zur Bildung
- Partizip I: Infinitiv des Verbs + „d"

Beispiel
- lesen → lesend

Übung alleine

> **Partizip-Form**
> Setzen Sie das infinite Verb in der passenden Partizip-Form ein.

1. Trotz der (erreichen) _____ vegetativen Stabilisierung …

2. In der am 13.09.2013 (durchführen) _____ Angiographie …

3. Die seit dem Morgen des Vortages (auftreten) _____ Beschwerden …

4. Die am 25.01. zum ersten Mal (auftreten) _____ Beschwerden …

5. Abhängig von der Wirkung der (verschreiben) _____ Medikamente …

6. Der (endoskopieren) _____ Arzt …

7. Die stark (einschränken) _____ kardiopulmonale Leistungskapazität …

8. Die mehrwöchige, (begleiten) _____ Psychotherapie …

9. Wegen der (gleich bleiben) _____ Beschwerden …

10. Die (nachweisen) _____ Harnwegsinfektion …

11. Der bei Aufnahme (messen) _____ hypertone Wert …

12. Nach einem medikamentös (einleiten) _____ Abort …

5.5 Partizipialkonstruktionen und Relativsätze

Um möglichst viele Informationen in einem Satz unterzubringen, werden die Sätze in einer zusammenfassenden Beurteilung (Epikrise) häufig mithilfe von Partizipialkonstruktionen formuliert. Das ist stilistisch nicht immer schön, aber typisch.

Für das Verfassen von zusammenfassenden Beurteilungen (Epikrisen) sollten Sie sich auch in der Verwendung des Relativsatzes üben, der eine andere, leichter zu formulierende und besser verstehende Ausdrucksmöglichkeit darstellt.

Zur Bildung Mit einem Relativsatz können wir zusätzliche Informationen zu einem Nomen oder Pronomen geben, ohne einen neuen Satz zu beginnen. Relativsätze stehen im Deutschen in Kommata gefasst. Die Relativpronomen passen sich an die verwendeten Fälle an.

Beispiele
- Wo ist die Patientin, die ich untersuchen soll? (Nominativ)
- Der Patient, dem ich gerade Blut abgenommen habe, fühlt sich nicht wohl. (Dativ)

Aus Partizipialkonstruktionen lassen sich Relativsätze bilden:

Partizipialkonstruktionen mit Partizip 1: Die differenzialdiagnostisch auch in Betracht kommende Thrombophlebitis konnte nicht nachgewiesen werden.

■■ **Als Relativsatz:**
Die Thrombophlebitis, die differenzialdiagnostisch auch in Betracht kommt, konnte nicht nachgewiesen werden.

Partizipialkonstruktion mit Partizip 2: Die *mit der Patientin besprochenen Präventivmaßnahmen lauten: Gewichtsreduktion und Rauchentwöhnung.*

■■ **Als Relativsatz:**
Die Präventivmaßnahmen, die mit der Patientin besprochen wurden, lauten: Gewichtsreduktion und Rauchentwöhnung.

> **Partizipialkonstruktionen und Relativsätze bilden**
> Üben Sie nun beide Formulierungsmöglichkeiten, Partizipialkonstruktionen und Relativsätze.

Übung alleine

1. Wandeln Sie die kursiv gedruckten Partizipialkonstruktionen in Relativsätze um.
   a. Frau Schneider berichtet über *seit dem Vorabend bestehende Schmerzen.*
   b. Die stationäre Aufnahme erfolgte aufgrund von *seit drei Tagen andauernden Schmerzen.*
   c. Die wegen *akuter Abdominalschmerzen aufgenommene Patientin* heißt Frau Meyer.
   d. Es fanden sich keine Hinweise für *das differenzialdiagnostisch in Betracht gezogene Erysipel.*
   e. *Die bei der Aufnahme am 03.03.2018 festgestellten, erhöhten Blutdruckwerte* normalisierten sich während des stationären Verlaufs.

  f. *Bei der am 15.08.2018 um 22.30 Uhr notfallmäßig ins Krankenhaus ein-gelieferten Patientin Frau Schnaps* erfolgte umgehend eine craniale CT.

2. Übertragen Sie die kursiv gesetzten Relativsätze in Partizipialkonstruktionen.

  a. Die Patientin, *die am 01.10.2012 aufgenommen wurde*, heißt Frau Schmidt.

  b. Die Patientin, *die ambulant behandelt wurde*, klagte nach Abklingen der Anästhesie über Schmerzen.

  c. Das CT Abdomen, *das gestern durchgeführt wurde*, zeigte keinen pathologischen Befund.

  d. Aufgrund des Beschwerderückgangs, *der unter der Therapie beobachtet wurde*, konnte der Patient vorzeitig entlassen werden.

  e. Die Entzündungsparameter, *die postoperativ stark angestiegen waren*, führten zur Umstellung der Therapie.

  f. Mit Ausnahme eines hypotonen Wertes von 90/60 mmHg, *der bei Aufnahme am 09.12.2018 einmalig gemessen wurde*, wies der Patient normotensive Werte auf.

5.6 Die zusammenfassende Beurteilung: Struktur und Verben

5.6.1 Verben der zusammenfassenden Beurteilung

Übung alleine

Verben kategorisieren

Ordnen Sie die Verben, die häufig in einer Epikrise verwendet werden, der passenden Kategorie zu.

Tipp: Manchmal gibt es mehrere Möglichkeiten.
    Vergleichen Sie anschließend Ihre Lösung mit der Musterlösung im Lösungsteil.

- aufnehmen aufgrund (von)
- (positiv/negativ) ausfallen
- bestehen
- sich befinden (im Normbereich)
- (aufgrund der Befunde) beginnen mit
- bitten um
- danken für
- durchführen (lassen)
- sich erhärten
- feststellen können
- hinweisen auf
- stellen
- verzichten auf
- sich zeigen

Einige Verben einer zusammenfassenden Beurteilung

Kategorie	Verben
Aufnahme	
Symptome	
Untersuchungen	
Untersuchungsresultate	
Diagnose bzw. Verdachtsdiagnose	
Therapie	
Entlassung und Empfehlung	

Übung zu zweit oder in der Gruppe

> Formulieren Sie gemeinsam mit Ihrem Tischnachbarn **mündlich** Sätze mit den obigen Verben.

5.6.2 Typische Sätze einer zusammenfassenden Beurteilung

Übung alleine

> **Sätze schriftlich bilden**
> Formulieren Sie schriftlich vollständige Sätze, die in einer Epikrise stehen könnten. Nutzen Sie dazu die vorgegebenen Verben und anderen Worte.
>
> **Tipp:** Die Worte stehen nicht in der richtigen Reihenfolge. Überlegen Sie immer auch, ob eine Passiv-Konstruktion gefordert ist.

Aufnahme
- erfolgen aufgrund (von): pectanginöse Beschwerden, die Einweisung von Herrn Meyer, am 03.03.2018

_____

_____

- aufnehmen aufgrund (von): Frau Walter, pectanginöse Beschwerden, am 04.04.2018

_____

_____

- sich vorstellen mit: Herr Fischer, am 03.11.2018, in der Rettungsstelle, mit ausgeprägter Anämie

Symptome
- bestehen: eine B-Symptomatik, nicht

_____

_____

- auftreten: nach zwei Tagen, mehr, keine Dyspnoeattacken

_____

_____

Untersuchungen

- erfolgen aufgrund (von): umgehend, eine Koronarangiographie, aufgrund des EKG

_____

_____

- durchführen: eine Linksherzkatheteruntersuchung, zusätzlich

_____

_____

Untersuchungsresultate

- sich befinden (im Normbereich/oberhalb, unterhalb des Normbereichs): im Normbereich, die Entzündungswerte

_____

_____

- auffallen: bei Aufnahme, ein um das Fünffache erhöhter proBNP-Wert, laborchemisch

_____

_____

- feststellen: im Röntgenbefund vom 07.06.2018, ein neu aufgetretenes Infiltrat im rechten Unterlappen

_____

_____

- finden: wir, eine tumorverdächtige Raumforderung im linken Hauptbronchus, bronchoskopisch

_____

_____

- sich zeigen: eine Erhöhung des Bilirubins, nebenbefundlich

_____

_____

5

- positiv/negativ ausfallen: der HIV-Test, negativ

- sich ergeben: keine pathologischen Befunde, im Harnsediment

---

- abklären: weiter, jede auffällige Veränderung an der Brust

- hinweisen auf: eine beginnende Schädigung der Niere, die Erhöhung des Harnstoffs und ein leicht angestiegener Kreatinin-Wert

Diagnose/Verdachtsdiagnose
- stellen: bei einer klinisch auffälligen Makrohämaturie und Proteinurie, die Verdachtsdiagnose IgA-Nephropathie Berger

---

- ausgehen von: einer Divertikulitis, nach Zusammenschau von Anamnese und Befunden

---

- nahelegen: den Verdacht auf ein Bronchialkarzinom, der klinische Befund

---

- sich erhärten/bestätigen: rasch, im Röntgen- und CT-Befund, einen malignen Tumor im Lungenhilus, der Verdacht auf

---

— nachweisen: im MRT des Kopfes vom 04.08.2018, keine malignitätssuspekten Läsionen

_____

_____

— ausschließen: eine Rippenfraktur, röntgenologisch

_____

_____

Therapie

— einleiten: eine intravenöse antibiotische Therapie mit Amoxicillin

_____

_____

— behandeln: erfolgreich, wir, den Aszites, mit Furosemid

_____

_____

— verzichten auf: eine antibiotische Therapie, aufgrund fehlender Infektzeichen

_____

_____

— beginnen mit: mit systemischen Glucocorticoidgaben, aufgrund der Befunde

_____

_____

— sich komplikationslos/komplikationsreich gestalten: der postoperative Verlauf

---

— unter der Therapie mit X einen Rückgang/Anstieg der X-Werte beobachten können: mit Dobutamin und der Einmalgabe von Sildenafil, ein deutlicher Rückgang des pumonal-arteriellen Mitteldrucks (von 60/28/38 mmHg auf 37/10/22 mmHg)

Entlassung und Empfehlung

— um X bitten: wir, regelmäßige Laborkontrollen, freundlicherweise

---

— empfehlen: wir, dringend, zu achten, auf normotensive Blutdruckwerte

---

— entlassen: am 21.04.2014, wir, in Ihre ambulante Weiterbetreuung, Herrn Meyer in deutlich verbessertem Allgemeinzustand

---

— danken für: wir, die Weiterbetreuung, und verbleiben mit freundlichen kollegialen Grüßen, stehen für Rückfragen jederzeit zur Verfügung

---

5.7 Zusammenfassende Beurteilung mit Lücken

Übung alleine

> **Lückenhafte zusammenfassende Beurteilung**
> Füllen Sie die Lücken mit passenden Verben und eventuellen Präpositionen
> aus der Tabelle der Übung „Verben kategorisieren" (▶ Abschn. 5.6.1)

Die Aufnahme von Frau Sauer _____ _____ progredienter

Dyspnoe, die vor allem bei Belastung _____. Fieber, Husten und

Thoraxschmerzen _____ nicht. Die Auskultation _____ ein

exspiratorisches Giemen sowie ein abgeschwächtes Atemgeräusch. Die Entzün-

dungswerte _____ sich im Normbereich. In der Blutgasanalyse wurde

eine respiratorische Globalinsuffizienz _____. Die Lungenfunktion

_____ mit einer FEV1 von 18 % auf eine deutliche Obstruktion _____.

Aufgrund dieser Befunde wurde unter der Diagnose einer exazerbierten

COPD mit systemischen Glucocorticoidgaben _____. Auf eine antibio-

tische Therapie wurde aufgrund nicht vorhandener Infektzeichen _____.

Die bisherige Inhalationstherapie mit Viani wurde um Atrovent-Feuchtinhala-

tion _____. Unter der Therapie konnte eine Besserung der respiratori-

schen Situation _____ werden. Dyspnoeattacken _____ nicht

mehr _____. Zur Prävention einer glucocorticoidinduzierten Osteoporose

wurde mit der Gabe von Kalzium-Brausetabletten und Vitamin-D-Präpera-

ten _____. Dies sollte ambulant _____ werden. Da sich in den

Blutgasanalysen eine respiratorische Globalinsuffizienz mit CO_2-Retention un-

ter 2 Liter O_2/min _____, sollte für die ambulante Therapie auch 1 Liter

O_2/min weiterhin nicht überschritten werden. Frau Sauer _____ hypo-

tone Blutdruckwerte _____, infolgedessen wurde die antihypertensive

Therapie _____. Wir _____ freundlicherweise um ambulante

Kontrollen des Blutdrucks, um gegebenenfalls die Therapie wieder zu intensi-

vieren.

5.8   Einen Arztbrief verfassen: Anamnese und zusammenfassende Beurteilung

Übung alleine

Hartmuth Glock: Aktuelle Anamnese

Lesen Sie die Patientenaussage von Herrn Glock und formulieren Sie dement-
sprechend den Teil „Aktuelle Anamnese" eines Arztbriefes.

5

Hartmuth Glock: „Ich habe seit drei Tagen so ein Engegefühl in der Brust. Das
strahlt bis in die linke Schulter aus. Außerdem bekomme ich seit zwei Tagen
auch immer schlechter Luft und meine Arme werden ganz schwer. Nachdem
auch mein Spray nicht mehr geholfen hat, hat meine Frau Panik gekriegt und
den Notarzt gerufen. Tja, und jetzt bin ich hier. Vielleicht hätte ich nach dem
letzten Vorfall 2014 doch nicht weiterrauchen sollen."

Übung alleine

Wichtiges für die Zusammenfassung 1

Lesen Sie den nachfolgenden Arztbrief über Herrn Glock. Die zusammenfassende Beurteilung fehlt. Überlegen und markieren Sie daher beim Lesen,
welche Angaben Sie in der Zusammenfassung erwähnen möchten.

Denken Sie daran: Eine Zusammenfassung ist keine Wiederholung.

Herrn
Dr. Jonas Knoll
Sprengelstraße 5
13353 Berlin

Klinikum St. Martin
Friedrichstr. 10
13156 Berlin
Klinik für Kardiologie
Prof. Antonia Peters
Chefärztin

Sehr geehrter Herr Dr. Knoll,

wir berichten nachfolgend über unseren gemeinsamen Patienten, Herrn Hartmuth Glock, geb. am 12.02.1964, wohnhaft Kurfürstenstraße 8, 10785 Berlin, der sich vom 04.09.2018 bis 10.09.2018 in unserer stationären Behandlung befand.

Diagnosen

- *NSTEMI mit PTCA und Stenting der RCA bei bekannter koronarer Ein-Gefäß-Erkrankung (RCA) mit Z. n. Intervention der RCA 07/2014*
- *Arterielle Hypertonie*

Anamnese

Herr Glock klagte über ein Engegefühl in der Brust mit Ausstrahlung in die linke Schulter, das seit drei Tagen bestehe. Außerdem habe er Atemnot, die sich seit zwei Tagen verstärke, sowie ein Schweregefühl in den Armen. Nachdem die Beschwerden am dritten Tag wiederholt aufgetreten seien und trotz Anwendung von Nitrospray angedauert hätten, wurde er notärztlich in unsere Klinik eingewiesen. Bei Herrn Glock ist eine koronare Ein-Gefäß-Erkrankung (RCA) bekannt. An der RCA wurde 07/2014 interveniert. Herr Glock gab an, seinen Nikotinabusus nach der Intervention nicht eingestellt zu haben (30 pack years).

Körperlicher Untersuchungsbefund

Reduzierter Allgemeinzustand bei seit zwei Tagen zunehmender Dyspnoe, schlanker Ernährungszustand (Körpergröße 176 cm, Gewicht 80 kg, BMI 25,8), reduzierter Turgor, Schleimhäute trocken, Kopf- und Halsbereich unauffällig.

Pulmo: seitengleich belüftet, atemverschieblich, sonorer Klopfschall, vesikuläres Atemgeräusch, keine Nebengeräusche.

Cor: regelmäßige Herzaktion, Herztöne rein, aber leise. Herzfrequenz 70/min, kein Herzgeräusch.

Abdomen: weich, keine Abwehrspannung, kein Druckschmerz, keine pathologischen Resistenzen, keine Bruchpforten, rege Darmgeräusche.

Extremitäten frei beweglich. Unauffälliger Pulsstatus, keine Strömungsgeräusche, kein Anhalt für periphere Ödeme. Neurologisch orientierend unauffällig.

Untersuchungsergebnisse

Aufnahme-Labor (08:45 Uhr)
Hb 13,2 g/dl, Hkt 0,36, Kalium 3,41 mmol/l, Trop T 0,6 µg/l, CK 200 U/l, CK-MB 30 U/l.
Normwerte für GOT, GPT, Bilirubin, TSH, Cholesterin und Triglyzeride, Kreatinin sowie unauffällige Gerinnungsparameter.

Aufnahme-EKG

IT, normofrequenter Sinusrhythmus, HF 70/min, ST-Streckensenkungen in V4–V6

Röntgen-Thorax vom Aufnahmetag

Aortal konfiguriertes Herz. Kein Pneumothorax. Kein Pleuraerguss. Keine Infiltrate. Geringfügige Stauung.

Echokardiografie vom Aufnahmetag

Normal weiter linker Ventrikel mit noch guter systolischer LV-Funktion. EF ca. 55 %. Myokarddicken normal. Leichte Sklerose der Aortenklappe, kein Stenosegradient, keine Insuffizienz. Rechter Ventrikel normal weit, normale Myokarddicke, gute systolische RV Funktion. VCI normal weit, gut atemvariabel. Rechtes Atrium normal weit.

Herzkatheteruntersuchung vom 04.09.2018

Befund: Lävokardiogramm nicht durchgeführt
  - *Linke Koronararterie:*
    Hauptstamm: Wandunregelmäßigkeiten
    RIVA: Mittelgradige Stenose im mittleren Segment
    RCX: unauffällig
  - *Rechte Koronararterie:*
    Proximaler Verschluss. Stent aus vorangegangener Intervention im Bereich des Ostiums (vor der aktuellen Verschlusslokalisation)
  - *Intervention: Rekanalisation des proximalen RCA-Verschlusses mittels PTCA und Stenting unter Verwendung eines medikamentenfreisetzenden Stents*

LZ-EKG vom 08.09.2018

Normofrequenter Sinusrhythmus. Keine signifikanten Pausen oder Blockierungen. Phasenweise erhöhte Inzidenz supraventrikulärer Extrasystolen. Kein Anhalt für höhergradige Herzrhythmusstörungen.

Zusammenfassende Beurteilung

…

Therapie bei Entlassung
  - *Clopidogrel 150 mg (z. B. Iscover) 1–0–0*
  - *Acetylsalicylsäure 100 mg (z. B. ASS) 1–0–0*
  - *Bisoprolol 2,5 mg (z. B. Concor) 1–0–1*
  - *Ramipril 2,5 mg (z. B. Vesdil) 1–0–0*
  - *Amlodipin 5 mg (z. B. Norvasc) 1–0–0*
  - *Simvastatin 40 mg (z. B. Zocor) 0–0–1*

Mit freundlichen kollegialen Grüßen

| *Prof. Antonia Peters* | *Dr. Markus Helms* | *Dr. H. Almehmadi* |
| *Chefärztin* | *Oberarzt* | *Assistenzärztin* |

Übung alleine

Wichtiges für die Zusammenfassung 2

Vergleichen Sie Ihre Ergebnisse aus der Übung „Wichtiges für die Zusammenfassung 1" mit denen Ihres Partners und diskutieren Sie Ihre Ergebnisse.

Übung alleine

Zusammenfassende Beurteilung formulieren

Formulieren Sie Ihre zusammenfassende Beurteilung. Sie können sie frei schreiben oder mithilfe der folgenden Satzbruchstücke (▶ Abschn. 5.6.1).

Tipp: Die Verben fehlen. Nutzen Sie, wenn möglich, Verben aus der Tabelle „Einige Verben für die zusammenfassende Beurteilung (Epikrise)".

- *mit instabiler Angina Pectoris, Herr Glock, notärztlich*
- *bei bekannter KHK, im EKG sichtbaren ST-Strecken-Senkungen in V4–V6 und erhöhten Werten für Troponin T, CK und CK-MB, der dringende V. a. einen NSTEMI*
- *eine Koronarangiographie, umgehend, deshalb*
- *hierbei, ein kompletter Verschluss der RCA*
- *in gleicher Sitzung, der Verschluss, mit Drug-eluting Stent*
- *postinterventionell, die weitere Überwachung auf der IMC*
- *in stabilem Verlauf, am 05.09.2018 auf die Normalstation*
- *der weitere Verlauf, komplikationslos*
- *am 08.09.2018, LZ-EKG, keine Auffälligkeiten*
- *für die kommenden 12 Monate, Einnahme von Clopidogrel, notwendig*
- *ASS lebenslang*
- *die Risikofaktoren (Nikotinabstinenz, cholesterinarme Ernährung), mit dem Patienten*
- *in gutem Allgemeinzustand, in Ihre ambulante Weiterbehandlung*

Übung alleine

> **Lückentext zur zusammenfassenden Beurteilung**
> Setzen Sie die passenden Worte in den Lückentext ein.

Herr Glock _____ mit instabiler Angina Pectoris notärztlich _____. Bei bekannter KHK, in der Elektrokardiographie sichtbaren ST-Strecken-Senkungen in V4–V6 und erhöhten Werten für Troponin T, CK, CK-MB _____ sich der dringende V. a einen NSTEMI. Deshalb _____ umgehend eine Koronarangiographie. Hierbei _____ ein kompletter Verschluss der proximalen RCA _____. In gleicher Sitzung _____ der Verschluss _____ und mit einem Drug-eluting-Stent _____ werden. Postinterventionell _____ der Patient zur weiteren Überwachung auf die IMC _____. In stabilem Zustand _____ am 05.09.2018 die Verlegung auf die Normalstation. Der weitere Verlauf _____ sich _____. Ein am 08.09.2018 _____ LZ-EKG _____ keine Auffälligkeiten. Für die kommenden 12 Monate ist die Einnahme von Clopidogrel notwendig. ASS _____ lebenslang _____ werden. Die Risikofaktoren (Nikotinabstinenz, cholesterinarme Ernährung) _____ mit dem Patienten _____. In gutem Allgemeinzustand _____ Herr G. in die ambulante Weiterbetreuung _____ werden.

Arzt-Arzt-Gespräch – Patientenvorstellungen (Fachsprachprüfung Teil III)

Inhaltsverzeichnis

6.1   Patientenvorstellung Phlebothrombose – 101

6.2   Patientenvorstellung Choledocholithiasis – 106

6.3   Patientenvorstellung akute Pankreatitis – 110

© Springer-Verlag GmbH Deutschland, ein Teil von Springer Nature 2022
M. Lechner, U. Schrimpf, *Deutsch für Ärztinnen und Ärzte – Arbeitsbuch*,
https://doi.org/10.1007/978-3-662-65432-3_6

6

Das Arzt-Arzt-Gespräch, bei dem es sich häufig um eine Patientenvorstellung handelt, ist nicht nur Teil der Fachsprachprüfung, sondern auch im Arbeitsalltag im Krankenhaus wichtig: Es geht hier nicht nur darum, dem Kollegen alle wichtigen Fakten zu einem Patienten und seiner Krankheitsgeschichte korrekt und zusammenfassend darzustellen, sondern auch um den Status des berichtenden Arztes: Die Art und Weise, wie er – auch sprachlich – gegenüber seinem Kollegen auftritt, entscheidet mit darüber, ob er als gleichberechtigt und professionell angesehen wird.

Internationale Ärztinnen und Ärzte, die mit sprachlichen Problemen zu tun haben, berichten häufig, wie nervös sie während der Gespräche mit ihren Kolleginnen und Kollegen (deren Muttersprache Deutsch ist) sind – nicht nur, weil sie befürchten, wichtige Informationen zu vergessen oder fehlerhaft wiederzugeben, sondern auch, weil sie vermeiden wollen, aufgrund ihrer sprachlichen Probleme als fachlich inkompetent oder unterlegen angesehen zu werden.

6.1 Patientenvorstellung Phlebothrombose[1]

Übung alleine

Assoziogramm „Phlebothrombose"

Fertigen Sie ein Assoziogramm zu dem Thema „Phlebothrombose" (Beinvenenthrombose) an (■ Abb. 6.1). Notieren Sie alle Wörter, die Ihnen einfallen: Nomen, Verben und Adjektive. Denken Sie dabei an folgende Kategorien:

- Symptome
- Begleitsymptome
- Risikofaktoren
- Verdachtsdiagnose
- Differentialdiagnosen
- Untersuchung und Therapie

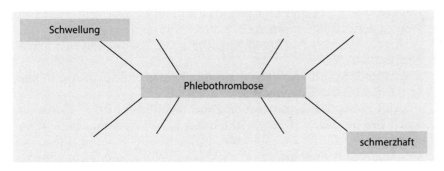

■ **Abb. 6.1**   Assoziogramm „Phlebothrombose"

Übung alleine

S.O.A.P-note

Die folgende Patientenvorstellung ist in vier Abschnitte gegliedert. Allerdings sind sowohl die Abschnitte als auch die Sätze innerhalb der Abschnitte nicht in der richtigen Reihenfolge. Überfliegen Sie die vier Abschnitte und sortieren Sie sie nach der S.O.A.P-Note: Subjektive Beschwerden, Objektive Befunde, Assessment, Plan[2].

In einem zweiten Schritt bringen Sie die Sätze innerhalb der Abschnitte in die richtige Reihenfolge.

Abschnitt 3

a. Die Patientin gibt an, dass sich die Beschwerden im Laufe der Nacht deutlich verschlechtert hätten.
b. Es sind keine relevanten Vorerkrankungen bekannt.
c. Die vegetative Anamnese ist unauffällig bis auf einen Nikotinabusus von ca. 10 Zigaretten pro Tag.
d. Des Weiteren berichtete die Patientin über eine Schwellung und Rötung der betroffenen Extremität.
e. Außer einem oralen Kontrazeptivum nimmt die Patientin keine Medikamente regelmäßig ein.

---

1   In dem zu diesem Arbeitsbuch gehörenden Trainingsbuch findet sich eine ausführliche Fallpräsentation zu der Patientin Eva Schneider, auf die sich die kommenden Übungen beziehen.

2   Weitere Informationen und Erklärungen zur Strukturierung einer Patientenvorstellung nach der S.O.A.P-Note finden Sie im Trainingsbuch „Deutsch für Ärztinnen und Ärzte".

f. Die Patientin arbeitet als Verkäuferin, ist unverheiratet und hat keine Kinder.

g. Frau Schneider ist eine 28-jährige Patientin, die sich wegen am Vorabend aufgetretener Schmerzen im rechten Unterschenkel vorstellte.

h. In der Familienanamnese fanden sich wiederholte Thrombosen der unteren Extremität bei der Mutter.

Abschnitt 4

a. Meyer- und Homanszeichen waren positiv bei negativem Payr-Zeichen.

b. Cor, Pulmo und Abdomen waren unauffällig.

c. Die rechte untere Extremität zeigte distal der Poplitea eine schmerzhafte, nicht wegdrückbare Schwellung und eine rötlich-livide Verfärbung.

d. In der körperlichen Untersuchung ergab sich bei gutem Allgemeinzustand ein adipöser Ernährungszustand mit einem BMI von 29.

Abschnitt 1

a. Das Fehlen einer scharfen Demarkation der Rötung und der gute Allgemeinzustand der Patientin passen nicht zu einem Erysipel.

b. Alternativ kommen eine Thrombophlebitis, ein Erysipel und ein Lymphödem in Betracht.

c. Die fehlende Wegdrückbarkeit der Schwellung und die deutliche Rötung sprechen gegen ein Lymphödem.

d. Für eine Phlebothrombose weist die Patientin mehrere Risikofaktoren auf: weibliches Geschlecht, Übergewicht, orales Kontrazeptivum und Nikotinabusus.

e. Der klinische Befund deutet am ehesten auf Phlebothrombose hin einer unteren Beinvene rechts hin.

f. Die Tatsache, dass der gesamte rechte Unterschenkel betroffen ist, spricht gegen eine Thrombophlebitis.

Abschnitt 2

a. Sollte sich der Verdacht auf eine Phlebothrombose der rechten unteren Extremität erhärten, würde ich eine Antikoagulationstherapie mit Heparin und Marcumar durchführen.

b. Außerdem würde ich eine erweiterte Gerinnungsdiagnostik anfordern, da aufgrund des jungen Alters der Patientin hyperkoagulatorische Faktoren untersucht werden müssen.

c. Zur weiteren Abklärung würde ich gerne eine farbkodierte Duplexsonografie durchführen sowie folgende labortechnische Untersuchungen: Blutbild, Gerinnung inkl. D-Dimere.

Übung alleine

Verben identifizieren
Nachdem Sie alle Sätze sortiert haben, unterstreichen Sie alle Verben und überprüfen, ob Sie selbstständig Sätze damit bilden könnten.

_____

_____

_____

_____

_____

_____

_____

_____

Übung alleine

Sinnvolle Sätze formulieren: Patientenvorstellung „Eva Schneider"
Formulieren Sie vollständige Sätze mit den angegebenen Verben, Formulierungen und Informationen.

Abfolge der Schritte	Verben/Formulierungen	Informationen
Name und Alter des Patienten	sein	Frau Schneider, Eva, 28 Jahre alte Patientin
Aufnahmegrund	sich vorstellen wegen (GEN)	Schmerzen im rechten Unterschenkel
Zeitdauer und Verlauf	bestehen seit (DAT) sich verschlechtern	die Beschwerden, dem Vorabend, im Laufe der Nacht
Begleitsymptome	des Weiteren berichten über (AKK)	eine Schwellung und Rötung der betroffenen Extremität
Vorerkrankungen	bekannt sein	keine
Medikamente, Noxen, weitere Anamnese	regelmäßig einnehmen VA unauffällig sein bis auf sich finden, in der FA arbeiten als sein haben	orales Kontrazeptivum, keine, außer Nikotinabusus von 10 Zig/Tag wiederholte Thrombosen der unteren Extremität bei der Mutter Verkäuferin unverheiratet keine Kinder

6

Abfolge der Schritte	Verben/Formulierungen	Informationen
Körperliche Untersuchung	sich ergeben in betragen zeigen positiv sein unauffällig sein	AZ: gut, EZ: adipös BMI: 29 eine schmerzhafte, nicht wegdrückbare Schwellung und eine rötlich livide Verfärbung, distal der Poplitea Meyer- und Homans-Zeichen, bei negativem Payr-Zeichen Cor, Pulmo und Abdomen
Verdachtsdiagnose	der klinische Befund, hindeuten auf (am ehesten)	Phlebothrombose einer unteren Beinvene rechts
Risikofaktoren	aufweisen für, folgende Risikofaktoren	Phlebothrombose, weibliches Geschlecht, Übergewicht, orales Kontrazeptivum, und Nikotinabusus
Differentialdiagnosen	alternativ in Betracht kommen sprechen gegen (Thrombophlebitis) nicht passen zu (Erysipel) sprechen gegen (Lymphödem)	eine Thrombophlebitis, ein Erysipel und ein Lymphödem die Tatsache, dass der gesamte rechte US betroffen ist, ohne dass ein verdickter Venenstrang zu tasten ist das Fehlen einer scharfen Demarkation der Rötung und der gute AZ die fehlende Wegdrückbarkeit der Schwellung und die Rötung
Plan: Untersuchungen und Therapie	Zur weiteren Abklärung … durchführen (Konjunktiv 2) anfordern (Konjunktiv 2) da/weil untersuchen müssen (Passiv) sich erhärten sollen (Konjunktiv 2), der Verdacht auf, durchführen (Konjunktiv 2)	einen Kompressionsultraschall sowie folgende labortechnische Untersuchungen: Blutbild, Gerinnung inkl. D-Dimere erweiterte Gerinnungsdiagnostik, aufgrund des jungen Alters der Patientin hyperkoagulatorische Faktoren eine Phlebothrombose der rechten unteren Extremität, leitlinienkonforme Antikoagulationstherapie mit direkten, oralen Antikoagulanzien

Übung zu zweit und in der Gruppe

Mündliche Patientenvorstellung

Stellen Sie sich nun vor, Sie müssten die Patientin Eva Schneider gegenüber einem Kollegen oder einer Gruppe von Kollegen mündlich vorstellen. Üben Sie die Patientenvorstellung.

Tipp: Sie können einen Notizzettel mit den wichtigsten Stichpunkten anfertigen, den Sie zunächst zur Unterstützung nutzen.

Anschließend üben Sie auch, diese Übung frei zu sprechen.

6.2 Patientenvorstellung Choledocholithiasis

Übung alleine

Choledocholithiasis
Überlegen Sie, was Ihnen zu der Erkrankung Choledocholithiasis (Gallengangstein) einfällt. Nutzen Sie dazu die folgende Tabelle.

Symptome	
Begleitsymptome	
Risikofaktoren	
Verdachtsdiagnose	
Differentialdiagnosen	
Untersuchung und Therapie	

Übung alleine

Patientenvorstellung: Heidelore Pann
Formulieren Sie vollständige Sätze mit den angegebenen Verben, Formulierungen und Informationen.

Abfolge der Schritte	Verben/Formulierungen	Informationen
Name und Alter des Patienten	aufnehmen (Passiv)	Frau Pann, Heidelore, 43 Jahre alt
Aufnahmegrund	sich vorstellen mit (DAT)/ wegen (GEN) begleiten von (Passiv)	Oberbauchkoliken Schmerzen zwischen den Schulterblättern und in der rechten Schulter
Zeitdauer, Beginn und Qualität	bestehen seit (DAT) auftreten haben andauern	die Beschwerden, 3 h plötzlich, nach einem fettreichen Mittagessen vor 3 Tagen schon einmal rechtsseitige Bauchschmerzen, ca. 30 min
Begleitsymptome	außerdem/des Weiteren klagen über (AKK)	Völlegefühl, Übelkeit und Erbrechen (2 ×)
die Krankenvorgeschichte	sich finden in/unauffällig sein bis auf (AKK)	art. Hypertonie
Medikamente, Noxen, weitere Anamnese	regelmäßig einnehmen VA unauffällig sein bis auf sein	Ramipril 5 mg morgens weißliche Stuhlfarbe und dunkle Urinfarbe Erzieherin von Beruf

Abfolge der Schritte	Verben/Formulierungen	Informationen
Körperliche Untersuchung Palpation	zeigen/ergeben groß sein wiegen betragen ergeben	AZ: reduziert; EZ: adipös 171 cm 91 kg BMI: 31,1 DS u. Abwehrspannung im Abdomen
Verdachtsdiagnose	am wahrscheinlichsten leiden an/der klinische Befund, hindeuten auf (am ehesten)	Choledocholithiasis
Risikofaktoren	aufweisen für	Choledocholithiasis, folgende RF: weibliches Geschlecht, Fertilität, Übergewicht, Alter über 40 Jahre, helle Haut, genetische Prädisposition
Differentialdiagnosen	alternativ in Betracht kommen sprechen gegen (Hinterwandinfarkt) nicht passen zu (Appendizitis) sprechen gegen (Ulkus duodeni)	Hinterwandinfarkt, Appendizitis, Ulkus duodeni das Fehlen eines Troponinanstiegs im Blut das Fehlen einer typischen Schmerzlokalisation die Abwesenheit von Nüchternschmerz
Plan: Untersuchungen und Therapie	Zur weiteren Abklärung … durchführen, anfordern (Konj. 2) sich erhärten sollen (Konj. 2), beginnen (Konj. 2)	Abdomen-Sonografie, Abdomen-CT, Labor mit Cholestaseparametern der V. a. Choledocholithiasis folgende Therapie: Spasmolyse, Analgesie, Nahrungskarenz, Antibiose ggf. ERCP und elektive Cholezystektomie

Lückentext Choleodocholithiasis

Setzen Sie die fehlenden Verben, Hilfsverben, Vorsilben, Präpositionen und Nomen ein.

Übung alleine

_____ _____ Frau Pann, Heidelore, 43 Jahre

alt. Sie _____ _____ _____ Ober-

bauchkoliken _____, die von Schmerzen zwischen den Schulter-

blättern und in der rechten Schulter _____ _____.

Die Beschwerden _____ _____ 3 Stunden. Sie

_____ nach einem fettreichen Mittagessen plötz-

lich _____. Vor 3 Tagen _____ sie

schon einmal rechtsseitige Bauchschmerzen, die ca. 30 Minuten _____ _____. *Außerdem* _____ sie

_____ Völlegefühl, Übelkeit und Erbrechen (2 ×).

Die Krankenvorgeschichte _____ unauffäl-

lig _____ _____ art. Hypertonie. *Dagegen*

_____ sie regelmäßig Ramipril (5 mg) _____.

Die vegetative Anamnese _____ unauffällig bis auf weißliche

Stuhlfarbe und dunkle Urinfarbe. Sie _____ Erzieherin von

Beruf. Die körperliche Untersuchung _____ einen reduzier-

ten AZ und einen adipösen EZ. Sie _____ 171 cm groß. Sie

_____ 91 kg. Ihr BMI _____ 31,1. Die Palpation

_____ einen Druckschmerz und Abwehrspannung im Abdomen.

Die Anamnese _____ am ehesten _____ Cholo-

docholithiasis _____. _____ Cholodocholithiasis

_____ die Patientin folgende Risikofaktoren _____:

weibliches Geschlecht, Fertilität, Übergewicht, Alter über 40 Jahre, helle

Haut, genetische Prädisposition. Alternativ _____ Hin-

terwandinfarkt, Appendizitis und Ulkus duodeni in _____.

Das Fehlen eines Troponinanstiegs im Blut _____ *je-

doch* _____ einen Hinterwandinfarkt. Das Fehlen einer typi-

schen Schmerzlokalisation (McBurney, Lanz) _____ *wiederum*

nicht _____ Appendizitis. Die Abwesenheit von Nüchternschmerz

_____ _____ Ulkus duodeni. Zur weiteren Ab-

klärung würde ich _____, eine Abdomensonografie und ein Ab-

domen-CT _____ sowie ein Labor mit Cholestaseparametern

anzufordern. _____ sich der Verdacht _____ Cho-

lodocholithiasis _____, würde ich folgende Thera-

pie _____: Spasmolyse, Analgesie, Nahrungskarenz, Antibiose

sowie ggf. ERCP und eine elektive Cholezystektomie.

Übung zu zweit

Arzt-Arzt-Gespräch zu Frau Pann
Führen Sie in 2er-Gruppen Arzt-Arzt-Gespräche zu der Patientin Heidelore Pann. Wechseln Sie sich dabei in den Rollen ab: Spielen Sie abwechselnd den berichtenden Arzt und den zuhörenden/fragenden Arzt.

6.3   Patientenvorstellung akute Pankreatitis

Übung alleine

Herrn Wehr vorstellen

Formulieren Sie vollständige Sätze zu dem Patienten Christoph Wehr. Formulieren Sie pro Gedankenstrich einen Satz.

Tipp: Die passenden Verben und Präpositionen sind dieses Mal nicht angegeben; Sie müssen sie eigenständig finden.

Abfolge der Schritte	Informationen
Name und Alter des Patienten und Aufnahmegrund	Herr Wehr, Christoph, ein 47 Jahre alter Polizist plötzliche starke Oberbauchschmerzen
Zeitdauer und Qualität	die Schmerzen, nach dem Mittagessen erst gürtelförmig bis in den Rücken, dann diffus in den ganzen Oberbauch
Begleitsymptome	anhaltende Übelkeit, Erbrechen (3 ×)
Medikamente, Noxen, weitere Anamnese	keine Medikamente ein regelmäßiger Alkoholkonsum von 3 bis 4 Bier/Abend eine Pankreatitis des Vaters
Krankenvorgeschichte	Appendektomie im Alter von 12 Jahren
Körperliche Untersuchung – Palpation – Auskultation – Aufnahmelabor	AZ: schmerzbedingt reduziert, EZ: leicht adipös (176 cm, 80, BMI: 25,8) sowie Dehydrationszeichen: trockene Zunge und reduzierter Turgor gespanntes, aber nicht bretthartes Abdomen mit diffusem DS im linken Oberbauch spärliche Darmgeräusche erhöhte Lipase- und Amylase-Werte
Verdachtsdiagnose	Akute Pankreatitis
Risikofaktoren	Akute Pankreatitis, folgende RF: Alkoholkonsum, genetische Belastung
Differentialdiagnosen	Nierenkolik, mechanischer Ileus das Fehlen einer Schmerzausstrahlung in den Unterbauch oder die Leistengegend (Nierenkolik) die spärlichen Darmgeräusche (mechanischer Ileus)
Plan: Untersuchungen und Therapie	Abdomensonografie, Abdomen-CT sowie eine ERCP (zur eventuellen Steinextraktion) isotone Infusionen, Analgesie, Spasmolyse, Nahrungskarenz, Alkoholabstinenz, Antibiose

Übung alleine

Lückentext zur akuten Pankreatitis

Ergänzen Sie den Lückentext zu dem Patienten Christoph Wehr mit Verdacht auf Akute Pankreatitis (Bauchspeicheldrüsenentzündung) mit den fehlenden Verben und Vorsilben.

Wählen Sie dabei aus folgenden Begriffen aus:

an, auf (2 mal), aufgenommen, ausgestrahlt, beginnen, begonnen, deutet, durchführen, ein, eingewiesen, ergab (2 mal), erhärten, fielen, gibt, hin, ist, klagt, kommen, nicht, nimmt, passt, sollte, sprechen, weist, würde, zeigte, zu

_____ wurde Herr Wehr, Christoph, ein 47 Jahre alter Polizist, der wegen plötzlicher starker Bauchschmerzen notärztlich _____ wurde. Die Schmerzen haben nach dem Mittagessen _____. Sie haben erst gürtelförmig in den Rücken _____, dann diffus in den ganzen Oberbauch.

Er _____ über anhaltende Übelkeit und dreimaliges Erbrechen.

Er _____ keine Medikamente regelmäßig _____.

Der Patient _____ einen regelmäßigen Alkoholkonsum von 3–4 Bier/Abend _____. Die Familienanamnese _____ eine Pankreatitis des Vaters. Die Krankenvorgeschichte _____ unauffällig bis auf eine Appendektomie im Alter von 12 Jahren. In der körperlichen Untersuchung _____ sich bei schmerzbedingt reduziertem AZ ein leicht adipöser EZ mit einem BMI von 25,8 sowie eine trockene Zunge und ein reduzierter Turgor als Anzeichen von Dehydration. Die Palpation _____ ein gespanntes, aber nicht bretthartes Abdomen mit diffusem Druckschmerz im Oberbauch. Die Auskultation ergab spärliche Darmgeräusche. Im Aufnahmelabor _____ erhöhte Lipase und Amylase-Werte _____. Der klinische Befund _____ am ehesten auf akute Pankreatitis _____.

Für akute Pankreatitis _____ der Patient folgende Risikofaktoren _____: Alkoholkonsum, genetische Belastung. Alternativ _____ eine Nierenkolik und ein mechanischer Ileus in Betracht. Das Fehlen einer Schmerzausstrahlung in den Unterbauch oder die

Leistengegend _____ jedoch nicht zu einer Nierenkolik. Die spärlichen Darmgeräusche wiederum _____ gegen einen mechanischen Ileus. Zur weiteren Abklärung _____ ich eine Abdomensonografie, Abdomen-CT sowie eventuell eine ERCP _____.

_____ sich der Verdacht auf akute Pankreatitis _____, würde ich folgende Therapie _____: isotone Infusionen, Analgesie, Spasmolyse, Nahrungskarenz, Alkoholabstinenz und Antibiose.

II Lösungen

Inhaltsverzeichnis

1   **Anamnese (Fachsprachprüfung Teil I) – 115**
1.1   Fragen zur Anamnese formulieren – 115
1.2   Patientensprache versus medizinische Fachsprache – 116
1.3   Schmerzen beschreiben und unterscheiden – 118
1.4   Empathische Rückmeldungen im Anamnesegespräch – 119

2   **Die körperliche Untersuchung – 121**
2.1   Die körperliche Untersuchung im Allgemeinen – 121
2.2   Würfelspiel: Anweisungen und Erklärungen verbinden – 121

3   **Ärztliche Aufklärung – 123**
3.1   Sonografie (Ultraschall) – 123
3.2   Computertomografie (CT) – 123
3.3   Magnetresonanztomografie (MRT) – 125
3.4   Herzkatheter-Untersuchung – 128
3.5   Thoraxröntgenbild – 129
3.6   Echokardiografie – 130
3.7   Koloskopie – 131
3.8   Gastroskopie (ÖGD) – 132

4   **Dokumentation (Fachsprachprüfung Teil II) – 134**
4.1   Indirekte Rede, Konjunktiv 1: Aussagen des
        Patienten wiedergeben – 134
4.2   Patientenaussagen im Konjunktiv 1: Gegenwart
        und Vergangenheit – 134
4.3   Würfelspiel: „Was ist passiert?" – 134
4.4   Verbal- und Nominalstil – 135
4.5   Minimodelldokumentation: Eva Schneider – 135
4.6   Training 1: Anamnese und Dokumentation – 136
4.7   Dokumentation der aktuellen Anamnese – 139
4.8   Training 2: Anamnese und Dokumentation – 140

5   **Arztbriefe und Epikrisen – 144**
5.1   Hürde: Arztbrief – 144
5.2   Satzbau – TEKAMOLO – 144

© Springer-Verlag GmbH Deutschland, ein Teil von Springer Nature 2022
M. Lechner, U. Schrimpf, *Deutsch für Ärztinnen und Ärzte – Arbeitsbuch*,
https://doi.org/10.1007/978-3-662-65432-3_7

5.3   Passiv und Passiv mit Modalverben – 144

5.4   Partizipien – 145

5.5   Partizipialkonstruktionen und Relativsätze – 145

5.6   Die zusammenfassende Beurteilung: Struktur und Verben – 146

5.7   Zusammenfassende Beurteilung mit Lücken – 148

5.8   Einen Arztbrief verfassen: Anamnese
        und zusammenfassende Beurteilung – 148

6   Arzt-Arzt-Gespräch Patientenvorstellungen
        (Fachsprachprüfung Teil III) – 150

6.1   Patientenvorstellung Phlebothrombose – 150

6.2   Patientenvorstellung Choledocholithiasis – 150

6.3   Patientenvorstellung Akute Pankreatitis – 151

1 Anamnese (Fachsprachprüfung Teil I)

1.1 Fragen zur Anamnese formulieren

- **Anamnese von Frau Schneider**
- **Dr. Neuberger**: Was kann ich für Sie tun?
- **E. Schneider**: Seit gestern Abend habe ich Schmerzen im rechten Bein. Das Bein ist auch dicker geworden und fühlt sich warm an. Ich habe versucht, das Bein mit feuchten Wickeln zu kühlen, aber über Nacht ist es nur schlimmer geworden. Ich war dann in der Praxis von Frau Dr. Huth und die hat mich ins Krankenhaus zu Ihnen eingewiesen.
- **Dr. Neuberger**: Können Sie den Ort der Schmerzen genauer beschrieben?
- **Eva Schneider**: Es ist der gesamte rechte Unterschenkel, vom Knie an abwärts.
- **Dr. Neuberger**: Können Sie die Schmerzen beschreiben: Sind sie vergleichbar mit einem Brennen, einem Stechen oder einem Drücken?
- **Eva Schneider**: Ich würde sagen, es ist am ehesten ein Drücken.
- **Dr. Neuberger**: Haben Sie den Eindruck, dass die Schmerzen von einem bestimmten Punkt ausgehen, oder dass sie in eine bestimmte Richtung ausstrahlen?
- **Eva Schneider**: Nein, das kann ich nicht sagen. Es ist einfach nur der Unterschenkel, aber vielleicht besonders in der Wade.
- **Dr. Neuberger**: Können Sie sich an einen Auslöser für die Schmerzen erinnern, z. B. eine Verletzung? Gibt es irgendetwas, das die Schmerzen lindert oder verstärkt?
- **Eva Schneider**: Nein, verletzt habe ich mich nicht. Das war ja das Komische. Es hat einfach so auf der Arbeit angefangen. Im Stehen sind die Schmerzen dann immer stärker geworden. Ein wenig besser wurde es, als ich zu Hause die Beine höhergelegt habe. Die Kühlung hat, wie gesagt, nichts gebracht.
- **Dr. Neuberger**: Können Sie die Situation genauer beschreiben, in der die Schmerzen aufgetreten sind? Was haben Sie auf der Arbeit getan?
- **Eva Schneider**: Also, die Schmerzen haben gegen Ende meiner Schicht angefangen. Ich dachte erst nur, dass meine Beine müde wären. Ich arbeite ja als Verkäuferin in einem großen Kaufhaus. Da muss ich den ganzen Tag stehen.
- **Dr. Neuberger**: Haben Sie sonst noch irgendwelche Beschwerden bemerkt? Sie haben bereits von der Schwellung gesprochen und davon, dass sich das Bein wärmer anfühlt.
- **Eva Schneider**: Ja, ich habe den Eindruck, dass mein Unterschenkel auch röter geworden ist seit gestern Abend.
- **Dr. Neuberger**: Und wie fühlen Sie sich allgemein? Haben Sie das Gefühl, dass es Ihnen insgesamt schlecht geht? Haben Sie Fieber oder Schüttelfrost bemerkt?
- **Eva Schneider**: Nein, sonst fühle ich mich gut.
- **Dr. Neuberger**: Haben Sie irgendwelche Erkrankungen, von denen ich wissen sollte. Z. B. des Herzens der Lungen oder des Bauchraums? Gab es in der Vergangenheit wichtige Operationen?
- **Eva Schneider**: Nein, da fällt mir nichts ein, außer mein Heuschnupfen. Ich bin allergisch gegen Gräser. Und dann hatte ich noch eine Operation am Blinddarm. Aber das ist schon 10 Jahre her.
- **Dr. Neuberger**: Nehmen Sie regelmäßig Medikamente ein?
- **Eva Schneider**: Gegen Heuschnupfen nehme ich zurzeit Lorotadin, aber nur während der Saison. Sonst nur die Pille.
- **Dr. Neuberger**: Wie alt sind Sie?

- **Eva Schneider**: 28 Jahre alt.
- **Dr. Neuberger**: Wie groß sind Sie und wie schwer? Hat sich Ihr Gewicht in der letzten Zeit merklich verändert?
- **Eva Schneider**: Ich bin 165 cm groß und wiege 78 kg. Mein Gewicht hat sich kaum verändert. Vielleicht habe ich etwas zugenommen.
- **Dr. Neuberger**: Ist Ihre Monatsblutung regelmäßig? Könnte es sein, dass Sie zurzeit schwanger sind?
- **Eva Schneider**: Nein, die Regel ist unverändert. Und die Pille habe ich jeden Tag genommen.
- **Dr. Neuberger**: Rauchen Sie, trinken Sie Alkohol, oder nehmen Sie sonstige Drogen?
- **Eva Schneider**: Nun ja, ich rauche, aber sonst nichts.
- **Dr. Neuberger**: Wie viele Zigaretten rauchen Sie pro Tag?
- **Eva Schneider**: Ungefähr eine halbe Schachtel pro Tag. …

- Medizinische Fachbegriffe

(Mündliche) Umgangssprache	Medizinischer Fachbegriff/Erklärung
der (feuchte) Wickel, die (feuchten) Wickel	befeuchtete Tücher, die um den Körper/ einzelne Körperteile gelegt werden z. B. zur Schmerzlinderung oder zum Fiebersenken
der Heuschnupfen	die allergische Rhinitis
der Blinddarm	das Zökum
die Pille	das orale Kontrazeptivum
die Regel	die Menstruation

1.2 Patientensprache versus medizinische Fachsprache

- Fachbegriffe ergänzen

Patientenbeschreibung	Fachbegriff
Herz-Kreislauf	
„Und dann habe ich immer dieses schreckliche Herzrasen, Frau Doktor."	die Tachykardie
„Manchmal habe ich morgens Wasser in den Beinen."	das Beinödem/die Beinödeme
„Mir tut der Brustkorb weh, das geht bis hoch in die Schulter."	die Thoraxschmerzen mit Ausstrahlung
„Einmal waren sogar meine Finger so seltsam bläulich angelaufen."	die Zyanose
„Gelegentlich stolpert mein Herz."	die Extrasystole
„Oft bin ich auch komplett antriebslos."	die Lethargie
„Manchmal sind meine Beine angeschwollen."	das Beinödem/die Beinödeme
„Aber diese blöden Wassertabletten nehme ich immer, Herr Doktor."	das Diuretikum

Patientenbeschreibung	Fachbegriff
Atemwege	
„Hätten Sie nicht ein Mittel gegen diesen furchtbaren Husten?"	das Antitussivum
„Bitte, Frau Doktor, ich bräuchte was, um diesen Schleim zu lösen, ich krieg den einfach nicht rausgehustet."	das Expektorans
„Ich habe so schreckliche Atemnot."	die Dyspnoe
„Das Fieber geht zwar immer wieder weg, Herr Doktor, aber es kommt auch immer wieder."	die rezidivierenden Fieberschübe
„Ganz ehrlich, ich glaube, ich habe eine Lungenentzündung."	die Pneumonie
„Und dann muss ich immer so ganz schnell atmen."	die Tachypnoe
„Wissen Sie, ich glaube, mein Kind hat eine Erbse eingeatmet."	die Aspiration von Fremdkörpern
„Und dann hab ich immer so einen Frosch im Hals und muss mich ständig räuspern."	die Pharyngitis
Verdauung	
„Nach dem Essen habe ich immer diese Magenkrämpfe."	die Kolik/die Koliken
„Gestern hab ich mich erschrocken, da war ein bisschen Blut am Stuhl."	die Hämatochezie/die Blutauflagerung
„Manchmal habe ich tagelang Durchfall."	die Diarrhoe
„Heute Morgen war es schlimm, da hatte ich Blut im Urin."	die Hämaturie
„Und vorgestern, oh Gott, Herr Doktor, da habe ich Blut erbrochen, Blut!"	die Hämatemesis/das Kaffeesatzerbrechen
„Oft habe ich auch überhaupt keinen Appetit."	die Anorexie/die Inappetenz
„Mir ist die ganze Zeit schlecht und hier (zeigt auf den Magen) sticht es so komisch."	die Gastritis
„Ich hasse dieses blöde Sodbrennen, Frau Doktor! Kann man da nicht irgendetwas machen?"	der gastroösophageale Reflux

1.3   Schmerzen beschreiben und unterscheiden

■ Assoziogramm Schmerzarten

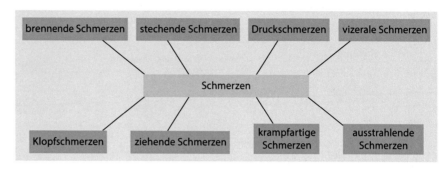

■ **Abb. 1.1**   Assoziogramm Schmerzarten

■ Typische Schmerzursachen

Schmerzart	Symptom/Krankheit	Symptom/Krankheit	Symptom/Krankheit
brennende Schmerzen	beim Wasserlassen: Harnwegsinfekt	Schwellungen	Knochenbrüche
stechende Schmerzen	Hexenschuss	Bandscheibenvor- fall	Meniskusriss
drückende Schmerzen/ Druckschmer- zen	Prellungen	Schwellungen	Druckgeschwüre
dumpfe Schmerzen	auch viszerale Schmerzen: Probleme im Magen-Darm- Trakt und Becken- bereich – Reflux- krankheit	Gastritis	Gallenwegserkran- kung
klopfende Schmerzen	Kopfschmerzen	Zahnschmerzen	
ziehende Schmerzen	Spannungskopf- schmerzen	fiebrige Infekte wie Erkältungen	Verspannungen der Kopf- und Nacken- muskulatur
ausstrahlende Schmerzen	Herzinfarkt		
wellenförmige Schmerzen	Nierensteine		
krampfartige Schmerzen	3-Monats-Koliken bei Babys	Nierenkolik	
Vernichtungs- schmerz	Herzinfarkt		
Phantom- schmerzen	nach einer Bein- amputation: das ver- lorene Bein scheint noch zu schmerzen		

1.4 Empathische Rückmeldungen im Anamnesegespräch

Empathische Wörter und Redewendungen erkennen

- **Beispiel 1**
- **Patient**: Meine Frau ist nach 30 Jahren Ehe gestorben, und ich vermisse sie sehr.
- **Ärztin**: Das ist eine lange Zeit, die Sie zusammen waren.
- **Patient**: Allerdings.
- **Ärztin**: Das ist jetzt sicher nicht leicht für Sie.

- **Beispiel 2**
- **Patientin**: Meine Mutter hatte auch immer diese komischen Brustschmerzen, und dann ist sie an einem Herzinfarkt verstorben. Deshalb mache ich mir jetzt ziemliche Sorgen.
- **Ärztin**: Sie fürchten, dass Sie vielleicht auch einen Herzinfarkt erleiden könnten?
- **Patientin**: Ja genau, das ging damals von einem Tag auf den anderen bei ihr.
- **Ärztin**: Das tut mir leid. Aber es ist gut, dass Sie so schnell zu uns gekommen sind. Jetzt können wir genau schauen, was Ihnen fehlt, und wie wir Ihnen helfen können.

- **Beispiel 3**
- **Patient**: Ich will auf keinen Fall operiert werden, Frau Doktor, ich kann nicht so lange ins Krankenhaus, ich habe zwei Kinder.
- **Ärztin**: Sie machen sich Sorgen, dass Sie sich nicht um Ihre Kinder kümmern können?
- **Patient**: Ja, genau, mein Mann arbeitet immer.
- **Ärztin**: Ich verstehe. Trotzdem wollen wir uns um Ihre Gesundheit kümmern, Frau Meise.

- **Beispiel 4**
- **Patientin** mit Verdacht auf dekompensierte Herzinsuffizienz, die Angst hat, ins Pflegeheim zu kommen (*stützt sich beim Sprechen auf*): So schlimm ist das gar nicht mit der Atemnot. Wenn ich eine Pause mache, dann geht das ganz schnell wieder weg.
- **Arzt**: Aber ich sehe, dass Sie sich jetzt aufstützen, um besser Luft zu bekommen.
- **Patientin**: Ja, schon, aber nur, weil ich ein bisschen aufgeregt bin.
- **Arzt**: Aber es wäre doch schön, wenn Sie sich wieder etwas sicherer fühlen und besser atmen könnten, oder?

- **Beispiel 5**
- **Patientin**: Gestern bin ich noch gejoggt, und heute liege ich plötzlich im Krankenhaus und kann nicht aufstehen. Ich verstehe die Welt nicht mehr! Ich war immer fit, rauche nicht, trinke nicht. Warum passiert das ausgerechnet mir?
- **Arzt**: Es ist ein Schock für Sie, dass Sie jetzt im Krankenhaus sind und sich nicht gut bewegen können. Das ist verständlich! Ich verspreche Ihnen, dass Sie hier in guten Händen sind. Wir tun alles, was in unseren Kräften steht, damit Sie bald wieder gesund werden.

7

■ Empathische Äußerungen vervollständigen

Lösungswörter in der Reihenfolge ihres Erscheinens

Übung 1   Sorge, quälen

Übung 2   nachvollziehen, hilft

Übung 3   wünschen, nachempfinden

Übung 4   verstehe, durchhalten

Übung 5   Druck, Ruhe, entscheiden, halten

■ Empathische Reaktionen formulieren

Hierbei handelt es sich jeweils immer nur um Vorschläge. Es sind selbstverständlich immer verschiedene Antworten möglich.

Patient: Die Diagnose hat mich sehr erschreckt.

Arzt: *Ich kann mir vorstellen, wie Ihnen jetzt zumute ist. Ihr Leben ist von nun an ein anderes. Das hat Sie aus der Bahn geworfen.*

Patientin: Ich habe Angst, dass mir nach der Chemo die Haare ausfallen.

Ärztin: *Das kann ich mir vorstellen. Aber viel schlimmer wäre es doch, wenn sich der Tumor weiter ausbreitet, oder?*

Patientin: Kortison hat doch schlimme Nebenwirkungen, oder?

Arzt: *Welche Nebenwirkungen meinen Sie denn genau?*

Patient: Ich mache mir Sorgen, dass ich nicht mehr arbeiten kann.

Ärztin: *Warum sollten Sie nicht mehr arbeiten können?*

Patient: Meine größte Angst ist, dass ich mal im Rollstuhl sitzen muss.

Arzt: *Wieso denken Sie, dass Sie im Rollstuhl sitzen müssen?*

Patientin: Ich habe im Beipackzettel von den Nebenwirkungen gelesen. Das macht mir ziemliche Sorgen.

Ärztin: *Ich verstehe. Ohne das Medikament können wir Ihnen aber leider nicht helfen.*

2   Die körperliche Untersuchung

2.1   Die körperliche Untersuchung im Allgemeinen

- Körperliche Untersuchung beschreiben

Kopf
- Pupillen/testen/kleine Taschenlampe
  - Ich werde/würde mit einer kleinen Taschenlampe Ihre Pupillen testen.
- Geräusch/machen/Nähe/Ohren
  - Ich werde/würde ein Geräusch in der Nähe Ihrer Ohren machen.
- stellen/hinter/Schilddrüse/tasten
  - Ich werde/würde mich hinter Sie stellen und nach der Schilddrüse tasten.

Brust
- Brust/untersuchen
  - Ich werde/würde Ihre Brust untersuchen.
- Lymphknoten/Achseln/tasten
  - Ich werde/würde nach den Lymphknoten in den Achseln tasten.

Herz
- Blutdruck/messen
  - Ich werde/würde Ihren Blutdruck messen.
- Pulse/tasten
  - Ich werde/würde nach Ihren Pulsen tasten.

Lunge
- Lungen/abhören
  - Ich werde/würde Ihre Lungen abhören.

Abdomen
- Bauch/untersuchen
  - Ich werde/würde Ihren Bauch untersuchen.
- Bauch/abhören
  - Ich werde/würde Ihren Bauch abhören.
- Bauch abtasten
  - Ich werde/würde Ihren Bauch abtasten.
- vorsichtig/drücken/loslassen
  - Ich werde/würde vorsichtig drücken und dann wieder loslassen.

2.2   Würfelspiel: Anweisungen und Erklärungen verbinden

- Würfelspiel
- Als nächstes würde ich gern Ihren Blutdruck messen. Dazu würde ich Sie bitten, den Ärmel hochzukrempeln.
- Damit ich Ihren Bauch untersuchen kann, legen Sie sich bitte auf die Untersuchungsliege.
- Jetzt müsste ich die rektale Untersuchung machen. Dazu würde ich Sie bitten, sich auf die linke Seite zu legen.
- Damit ich Ihre Lymphknoten abtasten kann, stemmen Sie bitte Ihre Arme in die Hüften.

- Nun möchte ich Ihr Herz abhören. <u>Dazu</u> halten Sie bitte den Atem an.
- <u>Damit</u> ich Ihre Lungen abhören kann, atmen Sie bitte tief ein und aus.
- Jetzt müsste ich Ihre Hoden untersuchen. <u>Dazu</u> stellen Sie sich bitte breitbeinig hin.
- Als nächstes werde ich nach der Leber tasten. <u>Dazu</u> atmen Sie bitte tief ein und aus.
- Jetzt möchte ich die Kraft Ihrer Muskeln überprüfen. <u>Dazu</u> drücken Sie meine Hände so fest Sie können.
- <u>Damit</u> ich Ihre Reflexe testen kann, lassen Sie bitte die Muskeln locker.
- Nun werde ich Ihre Schilddrüse untersuchen. <u>Dazu</u> schlucken Sie bitte einmal.
- <u>Damit</u> ich Ihren Mund untersuchen kann, strecken Sie bitte die Zunge raus und sagen Sie „Aaaah!"
- Als nächstes werde ich Sie körperlich untersuchen. <u>Dazu</u> machen Sie bitte den Oberkörper frei.

7

3   Ärztliche Aufklärung

3.1   Sonografie (Ultraschall)

▪ Lückentext „Sonografie"

Bei einem Ultraschall sendet ein Schallgeber Schwingungen aus, die auf den <u>Körper</u> des Patienten treffen und von seinen Geweben und inneren Organen reflektiert werden. Ein Schallempfänger nimmt die zurückgesandten Schwingungen wieder auf. Auf diese Weise können zweidimensionale <u>Bilder</u> erstellt werden, die es den Ärzten ermöglichen, sich eine räumliche Vorstellung von Größe, Form und Struktur der untersuchten <u>Organe</u> zu machen.

Die Sonografie hat viele <u>Vorteile</u>: Da keine gefährlichen Strahlen ausgesendet werden, ist sie völlig <u>ungefährlich</u>. Durch den Einsatz der Sonografie können zahlreiche Erkrankungen schneller <u>untersucht</u> werden. Die meisten Ultraschall-Geräte sind leicht transportabel, und der Arzt kann sie direkt am Krankenbett einsetzen. Befunde lassen sich rasch, kostengünstig und risikoarm überprüfen. Die Aussagekraft der Ultraschalluntersuchung bleibt auch bei einer <u>eingeschränkten</u> oder aufgehobenen Organfunktion erhalten. Durch das Verfahren der Sonografie lassen sich andere Verfahren, wie zum Beispiel das <u>Röntgen</u>, vermeiden oder gezielt einsetzen. Im Vergleich zur Röntgendiagnostik ist auch von Vorteil, dass der Patient nicht mit <u>Strahlen</u> belastet wird.

3.2   Computertomografie (CT)

▪ Wichtige Begriffe zur Computertomografie

Nomen	Adjektive/Adverbien	Verben
ein Untersuchungsverfahren	bildgebend	
Bilder		machen
ein Untersuchungstisch	fahrbar	sich legen auf (mit *Akkusativ*) liegen auf (mit *Dativ*)
die CT-Röhre der Untersuchungstisch		schieben in (mit *Akkusativ*)
während der Untersuchung	still	liegen
die Luft je nach Untersuchungsregion		anhalten
die Bilder		„verwackeln" bewegen
Platzangst ein Beruhigungsmittel		haben/leiden an (mit *Dativ*) geben/verabreichen
ein Kontrastmittel ein Geschmack auf der Zunge	metallisch	verabreichen führen zu (mit *Dativ*)
ein Wärmegefühl im Körper		führen zu (mit *Dativ*)

Nomen	Adjektive/Adverbien	Verben
eine Über-/Unterfunktion der Schilddrüse (Genitiv)		leiden an (mit *Dativ*) haben
eine Allergie gegen Kontrastmittel		leiden an (mit *Dativ*) haben
Probleme Kontrastmittel	gesundheitlich	verursachen
Komplikationen		kommen zu (mit *Dativ*)
Wechselwirkung das Kontrastmittel bestimmte Präparate		(in Wechselwirkung) treten mit (mit *Dativ*)
Risiken		informieren über (mit *Akkusativ*)
eine Strahlenbelastung beim Röntgen Patienten	ausgesetzt	sein

- ■ Klären Sie über eine Computertomografie auf
- ▬ Untersuchungsverfahren // bildgebend
  Die Computertomografie ist ein bildgebendes Untersuchungsverfahren.
- ▬ sich legen auf (mit Akkusativ) // ein Untersuchungstisch // fahrbar
  Sie legen sich auf einen fahrbaren Untersuchungstisch.
- ▬ die CT-Röhre/der Untersuchungstisch // schieben in (mit Akkusativ)
  Der Untersuchungstisch wird in die CT-Röhre geschoben.
- ▬ während der Untersuchung // still // liegen
  Während der Untersuchung müssen Sie still liegen.
- ▬ die Luft // anhalten // je nach Untersuchungsregion
  Sie müssen je nach Untersuchungsregion die Luft anhalten.
- ▬ bewegen // die Bilder // „verwackeln"
  Wenn Sie sich bewegen, „verwackeln" die Bilder.
- ▬ Platzangst // leiden an (mit Dativ) // ein Beruhigungsmittel // geben
  Wenn Sie an Platzangst leiden, geben wir Ihnen (vorher) ein Beruhigungsmittel.
- ▬ das Kontrastmittel // verbreichen // führen zu (mit Dativ) // ein Geschmack // metallisch // auf der Zunge
  Wenn wir Ihnen ein Kontrastmittel verabreichen, kann das zu einem metallischen Geschmack auf der Zunge führen.
- ▬ Das Kontrastmittel // führen zu (mit Dativ) // ein Wärmegefühl // im Körper
  Das Kontrastmittel kann zu einem Wärmegefühl im Körper führen.
- ▬ eine Über-/Unterfunktion // der Schilddrüse // leiden an (mit Dativ)?
  Leiden Sie an einer Über-/Unterfunktion der Schilddrüse?
- ▬ eine Allergie // gegen Kontrastmittel // haben?
  Haben Sie eine Allergie gegen Kontrastmittel?
  (Ist Ihnen eine Allergie gegen Kontrastmittel bekannt?)
- ▬ das Kontrastmittel // Probleme // gesundheitlich // verursachen
  Das Kontrastmittel (die Gabe des Kontrastmittels) kann gesundheitliche Probleme verursachen.
- ▬ bei einer Nierenfunktionsstörung // Komplikationen // kommen zu (mit Dativ)
  Bei einer Nierenfunktionsstörung kann es zu Komplikationen kommen.

7

- das Kontrastmittel // bestimmte Präparate // in Wechselwirkung treten mit (mit Dativ)
  <u>Das Kontrastmittel kann mit bestimmten Präparaten in Wechselwirkung treten.</u>
- das Kontrastmittel // Probleme // gesundheitlich // verursachen
  <u>Das Kontrastmittel (die Gabe des Kontrastmittels) kann gesundheitliche Probleme verursachen.</u>
- informieren über (mit Akkusativ) // Risiken
  <u>Es ist meine Aufgabe, Sie über die Risiken einer Computertomografie zu informieren.</u>
  <u>Ich muss Sie über die Risiken einer Computertomografie informieren.</u>
- Patienten // beim Röntgen // eine Strahlenbelastung // ausgesetzt sein (mit Dativ)
  <u>Die Patienten sind beim Röntgen einer bestimmten Strahlenbelastung ausgesetzt.</u>

3.3 Magnetresonanztomografie (MRT)

- Wortschatzarbeit Magnetresonanztomografie

Zusammengesetzte Wörter	Einzelne Bestandteile der Wörter
bildgebend	das Bild, geben → etwas, das ein Bild gibt, ergibt, macht
die Bildqualität	das Bild, die Qualität → die Qualität eines Bildes
der Herzschrittmacher	das Herz, der Schritt, machen → etwas, das ‚dem Herzen Schritte macht‘ = das bewirkt, dass das Herz ‚läuft‘, funktioniert, schlägt
das Hitzegefühl	die Hitze, das Gefühl → das Gefühl von Hitze, großer Wärme
die Kernspintomografie	der Kernspin = der Gesamtdrehimpuls eines Atomkerns um seinen Schwerpunkt die Tomografie = ein bildgebendes Verfahren → ein bildgebendes Verfahren, das mit dem Kernspin arbeitet
das Klopfgeräusch	klopfen, das Geräusch → das Geräusch eines Klopfens
der Knochenbruch	der Knochen, der Bruch → der gebrochene Knochen
die Kopfhörer (Pl.)	der Kopf, der Hörer → Hörer, die man auf den Kopf setzt, um z. B. Musik zu hören oder Geräusche abzudämpfen
die Kopfschmerzen	der Kopf, die Schmerzen → Schmerzen im Kopf
das Kribbelgefühl	kribbeln, das Gefühl → das Gefühl eines Kribbelns
die Kurzzeitnarkose	kurz, die Zeit, die Narkose → eine Narkose, die nur kurze Zeit dauert
der Lautsprecher	laut, sprechen → ein Gerät, das Geräusche verstärkt, die Sprache lauter erklingen lässt
das Magnetfeld	der Magnet, das Feld → das magnetische Feld
die Magnetresonanz-tomografie	der Magnet die Resonanz = das Mitschwingen/Mittönen eines Körpers mit einem anderen die Tomografie → ein bildgebendes Verfahren
der Metallanteil	das Metall, der Anteil → mit einem Anteil von Metall = ein Teil des Stoffes (Materials etc.) besteht aus Metall

7

Zusammengesetzte Wörter	Einzelne Bestandteile der Wörter
metallhaltig	das Metall, -haltig = Suffix, drückt in Bildungen mit Substantiven aus, dass die beschriebene Sache etwas enthält, hier: Metall
der Metallpartikel	das Metall, der/die/das Partikel = sehr kleines Teil von einem Stoff
der Metallsplitter	das Metall, der Splitter = kleines Bruchstück eines Stoffes/Materials
das Metallteil	das Metall, das/der Teil = etwas, das mit anderem zusammen ein Ganzes bildet/ausmacht
die Nierenfunktionsstörung	die Niere, die Funktion, die Störung → die Funktion der Niere ist gestört
die Platzangst	der Platz, die Angst → die Angst vor zu vollen/kleinen Plätzen, vor Platzmangel
die Radiowelle	das Radio, die Welle → beim (Rund-)Funk verwendete elektromagnetische Welle
schalldicht	der Schall, dicht = zu, geschlossen → keinen Schall durchlassend
das Schnittbild	der Schnitt = schneiden, das Bild → ein Schnittbild gibt die inneren Strukturen so wieder, wie sie nach dem Aufschneiden des Objekts oder nach dem Herausschneiden einer dünnen Scheibe vorlägen
die Schichtaufnahme	die Schicht, die Aufnahme = etwas aufnehmen = ein Bild machen von etw. → ein Bild mehrerer Schichten, vgl. auch „das Schnittbild"
die Strahlenbelastung	die Strahlen, die Belastung = belasten = mit einer Last versehen, erschweren; in seinem (Lebens-)Wert beeinträchtigen → die Strahlung belastet den Körper/die Gesundheit des Patienten
das Taubheitsgefühl	die Taubheit = taub = gehörlos = nicht hören können; in Bezug auf Körperteile: etwas nicht spüren können → das Gefühl nichts spüren zu können z. B. in den Fingern, Füßen, Beinen …
die Unverträglichkeitsreaktion	die Unverträglichkeit = etw. vertragen/nicht vertragen = hier: etwas aufgrund der körperlichen Konstitution nicht problemlos zu sich nehmen oder einnehmen können die Reaktion, reagieren auf → wenn man auf etwas, einen Stoff/ein Nahrungsmittel etc. mit einer unguten/ungesunden/allergischen Reaktion reagiert
die Verbrennungsgefahr	die Verbrennung = verbrennen, die Gefahr → die Gefahr, etwas könnte verbrennen
die Verhütungsspirale	die Verhütung = verhüten = ein empfängnisverhütendes Mittel einnehmen = ein Kontrazeptivum verwenden die Spirale = sich um eine Achse windende Linie; spiralförmiger Gegenstand → spiralförmiges Intrauterinpessar

▪ **Informationen markieren**

Wichtige Begriffe (absatzweise aufgeführt) sind z. B.:

▬ Magnetresonanztomografie, Kernspintomografie, bildgebendes Verfahren, Schnittbilder in hoher Auflösung

▬ Gegensatz zur Computertomografie, Magnetfelder und Radiowellen, keine Strahlenbelastung, Organe/Gehirn/Weichteilkontrast gut darstellbar, Untersuchungsdauer, 15–45 min.

- metallhaltigen/magnetisierbaren/elektronischen Gegenstände ablegen, Verbrennungsgefahr, wie Geschosse beschleunigen, Magnetfeld beeinträchtigen, Bildqualität
- Herzschrittmacher, anderes implantiertes Gerät, Funktionsstörung, Metallteile verschieben/stark erhitzen, Verbrennungen, Vorsicht bei: Prothese mit Metallanteil, Nägeln/Platten/Schrauben, Verhütungsspirale, Stent, Metallsplittern nach Unfällen/Schussverletzungen
- Tätowierungen, Permanent-Make-up, Farbstoffe enthalten Metallpartikel
- fahrbare, schmale Liege vor dem MRT-Gerät, in die Röhre geschoben, still liegen, kurz Luft anhalten, Anweisung über Lautsprecher, laute Klopfgeräusche, Zu- und Abschalten der Magnetspulen, Gehörschutz/schalldichte Kopfhörer mit Musik
- Platzangst (Klaustrophobie), angstlösendes Medikament, in Kurzzeitnarkose
- sehr sicheres, schmerzloses diagnostisches Mittel. Schwangere im ersten Drittel/Patienten mit sensiblen Implantaten/Metallteilen im Körper, nur bei absoluter Notwendigkeit
- Nebenwirkungen, die sich durch das Kontrastmittel ergeben können, sind: Hitzegefühl, Kopfschmerzen, Kribbel- oder Taubheitsgefühl, Nierenfunktionsstörungen, Unverträglichkeitsreaktionen.

- **Antworten auf Patientenfragen**
- **Patient:** „Was ist eine Magnetresonanztomografie?"
- **Arzt:** Bei der Magnetresonanztomografie (MRT), auch Kernspintomografie genannt, handelt es sich um ein häufg angewendetes, bildgebendes Verfahren, mit dessen Hilfe Schnittbilder des Körpers in hoher Aufösung erstellt werden.
- **Patient:** „Was unterscheidet eine Magnetresonanztomografie von einer Computertomografie?"
- **Arzt:** Im Gegensatz zur Computertomografie, die mit Röntgenstrahlen arbeitet, werden bei der Magnetresonanztomografie Schichtaufnahmen des Körpers mit Hilfe von Magnetfeldern und Radiowellen erzeugt.
- **Patient:** „Was muss ich bei einer Magnetresonanztomografie beachten?"
- **Arzt:** Sie müssen alle metallhaltigen und magnetisierbaren bzw. elektronischen Gegenstände, wie zum Beispiel Schmuck, Schlüssel, Piercings, Handy ablegen.
- **Patient:** „Warum sind Gegenstände aus Metall wie Schlüssel oder Piercings ein Problem bei der Magnetresonanztomografie?"
- **Arzt:** Das starke Magnetfeld, das vom MRT-Gerät erzeugt wird, kann solche Gegenstände erhitzen (Verbrennungsgefahr) oder wie Geschosse beschleunigen. Umgekehrt beeinträchtigen die Gegenstände möglicherweise das Magnetfeld, was sich negativ auf die Bildqualität auswirkt.
- **Patient:** „Ich habe ehrlich gesagt Platzangst und fürchte mich davor, in der Röhre zu liegen. Kann man etwas dagegen tun?"
- **Arzt:** Es möglich Ihnen vor der Untersuchung ein angstlösendes Medikament zu verabreichen.
- **Patient:** „Ich habe gehört, dass die MRT-Untersuchung von lauten Klopfgeräuschen begleitet wird. Woher kommen sie? Und kann ich vielleicht einen Gehörschutz gegen den Lärm haben oder Ähnliches?"
- **Arzt:** Die Klopfgeräusche entstehen durch das Zu- und Abschalten der Magnetspulen. Sie können gerne einen Gehörschutz oder schalldichte Kopfhörer mit Musik bekommen.
- **Patient:** „Was sind die Risiken einer Magnetresonanztomografie?"
- **Arzt:** Die Magnetresonanztomografie ist ein sehr sicheres, schmerzloses diagnostisches Mittel. Problematisch ist die Magnetresonanztomografie lediglich für Schwangere im ersten Drittel der Schwangerschaft und Patienten mit

sensiblen Implantaten (Herzschrittmacher) oder Metallteilen (Prothesen, Platten, Schrauben) im Körper.
- **Patient:** „Hat das Kontrastmittel Nebenwirkungen?"
- **Arzt:** Nebenwirkungen, die sich durch das Kontrastmittel ergeben können, sind: Hitzegefühl, Kopfschmerzen, Kribbel- oder Taubheitsgefühl, Nierenfunktionsstörungen, Unverträglichkeitsreaktionen.

3.4 Herzkatheter-Untersuchung

- Begriffe für die Herzkatheter-Untersuchung

Verben	Nomen
örtlich betäuben	die Einstichstelle
punktieren	die Leiste
einführen vorführen/vorschieben/vorbringen	der Katheter (= ein kleiner Schlauch) zum Herzen
messen	der Blutdruck, der Sauerstoffgehalt
darstellen	die Herzkranzgefäße
einspritzen	ein Kontrastmittel
auslösen	ein Wärmegefühl
erkennen, aufdehnen	Engstellen/Verengungen
eröffnen	Verschlüsse
einsetzen	ein Stent (= ein Gefäßgitter)

- Patientenaufklärung
- punktieren // die Leiste
  Die Leiste wird punktiert.
- einführen // der Katheter (= ein kleiner Schlauch)
  Der Katheter wird eingeführt.
- vorführen/vorschieben/vorbringen // der Katheter/zum Herzen
  Der Katheter wird zum Herzen vorgeschoben/vorgeführt/vorgebracht.
- messen // der Blutdruck/der Sauerstoffgehalt
  Der Blutdruck und der Sauerstoffgehalt werden gemessen.
- darstellen // die Herzkranzgefäße
  Die Herzkranzgefäße werden dargestellt.
- einspritzen // ein Kontrastmittel
  Ein Kontrastmittel wird eingespritzt.
- auslösen // das Kontrastmittel/ein Wärmegefühl
  Das Konstrastmittel kann ein Wärmegefühl auslösen.
- erkennen/aufdehnen // Engstellen, Verengungen
  Engstellen können erkannt und aufgedehnt werden.
- eröffnen // Verschlüsse
  Verschlüsse können eröffnet werden.
- einsetzen // ein Stent
  Ein Stent kann eingesetzt werden.
- anlegen // ein Druckverband, an der Einstichstelle
  Ein Druckverband wird an der Einstichstelle angelegt.

3.5   Thoraxröntgenbild

- Assoziogramm „Röntgen-Thorax"

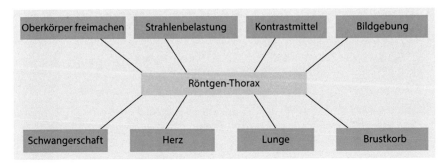

◘ Abb. 3.1   Assoziogramm „Röntgen-Thorax"

- Lückentext zum „Röntgen-Thorax"

Unter „Röntgen-Thorax" versteht man eine Untersuchung des <u>Brustkorbs</u> mit Röntgenstrahlen, die dazu dient, verschiedene Krankheiten zu diagnostizieren. Diese Krankheiten können die Lunge, das Herz oder die Gefäße betreffen.

Wenn Sie geröntgt werden, müssen Sie zu Beginn die Körperstellen, die untersucht werden, entkleiden. <u>Metallgegenstände</u> wie Schmuck und Piercings müssen Sie auch ablegen, da sie zu Bildstörungen führen können.

Anschließend stellen Sie sich zwischen Röntgendetektor und Röntgenröhre. Besonders strahlungsempfindliche Organe wie die <u>Geschlechtsorgane</u> werden nun mit Bleischürzen oder Blenden abgeschirmt. Dann werden die Aufnahmen gemacht, was sehr schnell geht. Es ist wichtig, dass Sie sich während der Aufnahmen nicht <u>bewegen</u>, weil selbst kleinste Bewegungen das Bild „verwackeln" können.

Falls es für die Untersuchung nötig ist, ein <u>Kontrastmittel</u> zu verabreichen, kann dieses – allerdings nur sehr selten – zu allergischen Reaktionen bis hin zum allergischen Schock mit Herz-Kreislauf-Stillstand führen. Im Falle einer leichten allergischen Reaktion helfen meistens antiallergische Medikamente.

Das Kontrastmittel enthält häufig Iod. Deswegen muss man bei Menschen mit <u>Schilddrüsenerkrankungen</u> (Über- oder Unterfunktion) vorsichtig sein und eventuell eine medikamentöse <u>Prophylaxe</u> verabreichen. Ähnliches gilt für Patienten mit eingeschränkter Nierenfunktion (<u>Niereninsuffizienz</u>).

Wird das Kontrastmittel über eine Vene oder Arterie verabreicht, kann an der Einstichstelle ein <u>Bluterguss</u> entstehen. Ganz selten entwickeln sich Thrombosen und Entzündungen nach Verabreichung eines Kontrastmittels über Spritzen, Infusionen oder Katheter.

Akute Nebenwirkungen der Strahlen wie Hautrötungen sind sehr selten. Eine größere Gefahr geht von den langfristigen Folgen der <u>Strahlenbelastung</u> aus. Die Strahlendosis bei einer einfachen Röntgenuntersuchung ist allerdings gering. So entspricht die Strahlendosis einer Lungenaufnahme in etwa der Strahlendosis eines Transantlantikflugs.

Röntgenstrahlung ist für jeden Menschen schädlich. Besonders vorsichtig sollte man aber bei Jugendlichen, Kindern und <u>Schwangeren</u> sein. Das Kind im Bauch der Mutter ist vor allem in der Phase der Organentwicklung besonders anfällig für die Strahlung. Deswegen ist das Röntgen in der Schwangerschaft nur sehr selten erlaubt, und der verantwortliche Arzt ist dazu verpflichtet, Frauen vor einer Röntgenuntersuchung grundsätzlich nach zu fragen, ob sie schwanger sind.

3.6   Echokardiografie

- ■ Wichtige Verben bei der Aufklärung

Ultraschalluntersuchung/unter körperlicher Belastung	können … durchgeführt werden
Schallkopf/auf die Körperoberfläche	wird … aufgesetzt
Schallkopf/über die Speiseröhre/zum Mageneingang	schiebt
Herz/in direkter Nachbarschaft des Mageneingangs	liegt
Rachen	wird betäubt
Patient/Beruhigungsmittel	kann … erhalten
Herzrhythmusstörungen, Herzinfarkt, Herzversagen	können … auftreten
Patient/während der Untersuchung	wird … überwacht
Risiken	birgt …
Komplikationen	können auftreten …
Arzt/bei Problemen	kann … eingreifen

- ■ Informationstext zur „Echokardiografie"
Vergleichen Sie bitte Ihre Lösung mit dem Informationstext zur „Echografie" in ▸ Abschn. 3.6 des Übungsteils (Sektion I).

- ■ Infinitiv bilden

Verben im Passiv	Infinitiv
wird genannt	nennen
kann durchgeführt werden	durchführen
wird durchgeführt	durchführen
soll durchgeführt werden	durchführen
muss durchgeführt werden	durchführen
kann beurteilt werden	beurteilen
kann verabreicht werden	verabreichen
wird überwacht	überwachen
muss aufgeklärt werden	aufklären

- ■ Erklären Sie die „Echokardiografie"
Vergleichen Sie bitte Ihre Lösung mit dem Informationstext zur „Echografie" in ▸ Abschn. 3.6 des Übungsteils (Sektion I).

3.7 Koloskopie

3.7.1 Ablauf einer Koloskopie

■ Fehler finden und korrigieren

— Die Darmspiegelung ist eine häufig <u>durchgeführte</u> Untersuchung in der Inneren Medizin, bei der der Arzt das Innere des Darms untersucht.

fehlerhaftes Partizip: Partizip II, nicht Partizip I

— Man unterscheidet <u>zwischen</u> der Dünndarmspiegelung (Enteroskopie) und der Dickdarmspiegelung (Koloskopie).

fehlerhafte Präposition: unterscheiden zwischen (mit Dativ)

— Es ist auch möglich, nur den Mastdarm <u>zu</u> untersuchen (Rektoskopie).

Infinitiv mit „zu"

— Patienten erhalten auf Wunsch ein <u>beruhigendes</u> Medikament, das der Arzt über eine Vene verabreicht.

fehlerhaftes Partizip: Partizip I, nicht Partizip II

— Der Arzt bestreicht das Koloskop, einen Schlauch mit <u>einer eingebauten</u> Kamera, mit etwas Gleitmittel.

fehlerhafter Fall und fehlerhafte Adjektivdeklination: mit (mit Dativ), die Kamera

— Der Schlauch ist so biegsam, dass er den Windungen <u>des Dickdarms</u> leicht folgen kann.

fehlerhafter Fall: Genitiv statt Dativ

— <u>Als</u> der Arzt das Koloskop weiter in den Dickdarm schiebt, überträgt die Kamera Bilder von der Darmschleimhaut auf einen Monitor.

fehlerhafte Präposition: Gleichzeitigkeit, ein zeitlich laufender Prozess (nicht Zeitpunkt) → während

— <u>Abschließend</u> zieht der Arzt den Schlauch wieder vorsichtig zurück, und die Untersuchung ist beendet.

fehlerhafte Lexik: „abschließend" = temporal vs. „zusammenfassend" = ‚logisch', strukturell

— Risiken, <u>über die</u> der Arzt den Patienten aufklären muss, sind Blutungen und, in seltenen Fällen, die Durchstoßung der Darmwand mit dem Endoskop.

fehlerhafte Präposition: aufklären über (mit Akkusativ)

— Die Kurznarkose kann außerdem zu Unverträglichkeitsreaktionen und Herz-Kreislaufproblemen <u>verführen</u>.

fehlerhafte Lexik: führen zu (mit Dativ) → eine Konsequenz haben vs. verführen = verlocken, verleiten, jdn. dazu bringen, etwas zu tun, was er/sie eigentlich nicht tun wollte (auch mit sexueller Konnotation)

— Alles in allem handelt es sich aber um eine sehr sichere Untersuchungsmethode, <u>bei der</u> nur selten Komplikationen auftreten.

fehlerhafte Präposition: Untersuchungsmethode bei (mit Dativ)

— Viele Patienten haben Angst vor <u>eine Darmspiegelung</u> oder sehen ihr zumindest mit einem unguten Gefühl entgegen.

fehlerhafter Fall: Angst haben vor (mit Dativ)

— Bei Bedarf kann der Arzt in solchen Fällen ein Beruhigungsmittel verabreichen ____.

fehlerhafte Verwendung des Passiv → Aktiv, ohne „werden"

— Nach einer Darmspiegelung kann es häufig zu <u>Durchfallen</u> kommen, da die zuvor eingenommenen Abführmittel noch einige Tage nachwirken können.

fehlerhafte Lexik: der Durchfall

— Da während der Untersuchung viel Luft in den Darm <u>gelangt</u>, kann es auch zu Blähungen und vermehrtem Luftabgang kommen.

fehlerhafte Lexik: gelangen = (an)kommen vs. gelingen = schaffen

- Das ist ganz normal und kein Grund zur <u>Beunruhigung</u>.
  fehlerhafte Lexik: Beunruhigung vs. Beruhigung
- Starke Schmerzen nach einer Darmspiegelung des Dick- oder Dünndarms sind jedoch ein Warnsignal, das nicht ignoriert werden <u>darf</u>.
  fehlerhafte Verwendung des Passiv mit Modalverb: Warnsignal = Singular → das Verb „werden" muss auch im Singular stehen
- Bei Fieber, Schweißausbrüchen, <u>starkem</u> Schwindel, Übelkeit, Bauchschmerzen oder Blutungen aus dem Darm nach <u>einer</u> Darmspiegelung sollte der Patient möglichst schnell untersucht und ggf. behandelt werden.
  fehlerhafte Adjektivdeklination: bei (mit Dativ), der Schwindel
  fehlerhafter Fall: nach (mit Dativ)

3.8   Gastroskopie (ÖGD)

- **Überschrift 1: Einleitung/Einführung/Was ist eine Gastroskopie (im Allgemeinen)**

Die Magenspiegelung (Gastroskopie) gehört in der Gastroenterologie zu den häufigsten Untersuchungsverfahren. Sie ist relativ verträglich für den Patienten und Nebenwirkungen sind selten. Zudem sind einige therapeutische Eingriffe mit einer Gastroskopie möglich, z. B. können Blutungen auf diese Weise gestillt werden.

Eine Magenspiegelung kann sowohl ambulant vom niedergelassenen Arzt mit spezieller Ausbildung als auch im Rahmen eines stationären Aufenthalts im Krankenhaus durchgeführt werden.

- **Überschrift 2: Funktionsweise/Wie funktioniert eine Gastroskopie?**

Für die Magenspiegelung verwendet man ein spezielles Endoskop, das so genannte Gastroskop. Das ist ein flexibler Schlauch, der sich vom Arzt steuern und bewegen lässt. Im Inneren befindet sich eine Videooptik, die Bilder auf einen Monitor überträgt und der Arzt kann so die Magenschleimhaut des Patienten beurteilen. Für die Untersuchung wird das Gastroskop über den Mund und die Speiseröhre in den Magen *(Akkusativ)* geschoben. Mit dem Gastroskop können auch Gewebeproben (Biopsien) entnommen werden, die unter dem Mikroskop untersucht werden.

- **Überschrift 3: Medizinische Indikation/Wann wird eine Gastroskopie durchgeführt?/Welche Indikationen gibt es für eine Gastroskopie?**

Typische Indikationen für eine Gastroskopie sind die diagnostische Abklärung anhaltender Oberbauchbeschwerden, wiederkehrendes Sodbrennen oder Völlegefühl, Reflux (saures Aufstoßen) sowie fortbestehende Schluckbeschwerden. Besteht der Verdacht auf ein Magengeschwür (sog. Ulcus) oder Zwölffingerdarmgeschwür, auf eine Magenschleimhautentzündung (Gastritis) oder gar auf einen bösartigen Tumor im oberen Verdauungstrakt, ist eine Untersuchung mittels Gastroskop ebenfalls sinnvoll. Um ein Karzinom (z. B. Magenkrebs) festzustellen bzw. auszuschließen, werden im Rahmen der Magenspiegelung Gewebeproben entnommen und im Labor untersucht. Magengeschwüre können mit einer Gastroskopie nicht nur festgestellt und beurteilt werden, sondern – sofern sie bluten – auch direkt behandelt werden. Dabei wird die Blutungsquelle endoskopisch gestillt, entweder mit einem Clip oder durch Unterspritzen mit Medikamenten.

Weitere therapeutische Anwendungen sind das Abtragen von Polypen (gutartige Schleimhautwucherungen), die Entfernung von verschluckten Fremdkörpern und die Erweiterung von Verengungen in der Speiseröhre oder dem Magenausgang.

Die Erweiterung von Verengungen in der Speiseröhre oder dem Magenausgang.

- **Überschrift 4: Durchführung/Wie läuft die Untersuchung genau ab?**

Während der Untersuchung liegt der Patient auf der linken Seite. Das Gastroskop wird durch den Mund über die Speiseröhre in den Magen und – wenn auch dort eine Diagnostik erforderlich ist – in den Zwölffingerdarm vorgeschoben. Damit sich die Schleimhäute entfalten und besser beurteilen lassen, wird der Magen bei einer Gastroskopie mit Luft aufgeblasen. Über die eingebaute Optik sieht sich der Arzt dann Stück für Stück das Innere des oberen Verdauungstraktes an. Stellt er Veränderungen fest, kann er mit Hilfe einer kleinen Zange Schleimhautproben entnehmen, die dann im Labor untersucht werden.

Im Regelfall dauert eine Magenspiegelung nur wenige Minuten. Ist sie abgeschlossen, zieht der Arzt das Gerät langsam zurück und schließlich ganz heraus. Die zuvor eingeblasene Luft wird abgesaugt, um übermäßiges Aufstoßen und Völlegefühl zu vermeiden bzw. zu verringern.

Schmerzen verursacht die Methode nicht. Allerdings kann das Einführen des Gastroskops einen unangenehmen Würgereiz auslösen. Inzwischen gibt es auch Geräte, die durch die Nase geschoben werden, was viele Patienten als angenehmer empfinden.

- **Überschrift 5: Vorbereitung/Wie kann und muss ein Patient sich auf eine Gastroskopie vorbereiten?/Was muss ein Patient/eine Patientin im Vorfeld beachten?**

Bei einer Gastroskopie muss der Patient nüchtern sein, da Speisereste die Sicht behindern würden, und weil bei vollem Magen die Gefahr einer so genannten Aspiration größer ist, also des „Einatmens" von Mageninhalt in Atemwege und Lunge. Nüchtern im medizinischen Sinne bedeutet, dass man in den letzten sechs Stunden nichts gegessen oder getrunken hat. Zahnprothesen müssen vor der Untersuchung herausgenommen werden.

Oft wird vor der Gastroskopie ein venöser Zugang gelegt. Über einen kleinen Schlauch an Arm oder Hand können bei Bedarf schnell Medikamente oder Flüssigkeit verabreicht werden, etwa bei einem plötzlichen Blutdruckabfall. Unmittelbar vor der Untersuchung kann der Mund-Rachenraum mit einem Spray betäubt werden. Dies unterdrückt den Würgereiz und macht das Einführen des Endoskops weniger unangenehm. Sehr nervöse und ängstliche Patienten können ein Medikament zur Beruhigung bekommen. Es kanndie Fahrtüchtigkeit derart beeinträchtigen, dass man nach der Einnahme mehrere Stunden nicht am Straßenverkehr teilnehmen darf. Da man sich leicht verschlucken kann, sollte bis zum Abklingen der Betäubung des Rachenraums nichts gegessen oder getrunken werden. Das dauert maximal zwei Stunden.

- **Überschrift 6: Risiken/Was sind die Risiken einer Gastroskopie? Welche Komplikationen können bei einer Gastroskopie auftreten?**

Alles in allem ist die Gastroskopie ein sehr sicheres Verfahren, das schon lange zur Routine in Krankenhäusern und Praxen gehört. Nichtsdestotrotz handelt es sich um eine invasive Methode, die gewisse Risiken birgt, über die der Patient vom Arzt aufgeklärt werden muss. Dazu gehören Verletzungen der Wand von Speiseröhre, Magen und Zwölffingerdarm bis hin zum Durchstoßen dieser Organe. Blutungen beziehungsweise der Übertritt von Magensaft in die Bauchhöhle können die Folge sein. Auch die Entnahme von Biopsien kann Blutungen auslösen. Gefährlich ist das aber nur dann, wenn die Blutgerinnung des Patienten gehemmt ist, etwa durch die Einnahme bestimmter Medikamente. Darüber hinaus beeinträchtigt die Betäubung des Rachens auch die Schutzreflexe. Dies kann dazu führen, dass aufgestoßener Mageninhalt in die Lunge gelangt und dort eine so genannte Aspirationspneumonie verursacht. Insgesamt sind solche unerwünschten Nebenwirkungen bei der Magenspiegelung aber sehr selten.

7

4   Dokumentation (Fachsprachprüfung Teil II)

4.1   Indirekte Rede, Konjunktiv 1: Aussagen des Patienten wiedergeben

--- keine Aufgaben ---

4.2   Patientenaussagen im Konjunktiv 1: Gegenwart und Vergangenheit

- Patientenaussagen dokumentieren

4.2.1   Patientenaussagen in der Gegenwart.
a. Sein Bein sei geschwollen.
b. Er habe Kopfschmerzen.
c. Die Intensität der Schmerzen liege bei 7/10.
d. Die Schmerzen würden in den Rücken ausstrahlen.
e. Die Symptome träten seit einer Woche auf/würden seit einer Woche auftreten.
f. Die Beschwerden bestünden seit 2 Tagen/würden seit 2 Tagen bestehen.

4.2.2   Patientenaussagen in der Vergangenheit.
a. Sein Bein sei geschwollen gewesen.
b. Er habe Kopfschmerzen gehabt.
c. Die Intensität der Schmerzen habe bei 7/10 gelegen.
d. Die Schmerzen hätten in den Rücken ausgestrahlt.
e. Die Symptome seien vor 3 Tagen zum ersten Mal aufgetreten.
f. Die Beschwerden hätten für 2 Tage bestanden.

4.3   Würfelspiel: „Was ist passiert?"

- Er könne keine Minute schlafen.
- Er habe die ganze Nacht erbrochen.
- Seine linke Gesichtshälfte sei gelähmt.
- Manchmal werde ihr schwarz vor Augen.
- Wenn sie huste oder tief einatme, würden sich die Schmerzen verschlimmern/verschlimmerten sich die Schmerzen.
- Die Symptome würden seit 4 Wochen bestehen/bestünden seit 4 Wochen.
- Er habe in den letzten 4 Wochen 6 Kilo abgenommen.
- Der ganze Körper sei gerötet gewesen.
- Die Schmerzen würden immer nachts auftreten/träten immer nachts auf.
- Die Schmerzen hätten plötzlich begonnen.
- Die Schmerzen würden in die linke Schulter ausstrahlen/strahlten in die linke Schulter aus.
- Sie müsse nachts fünf Mal zur Toilette gehen.

4.4   Verbal- und Nominalstil

■ **Verbale und nominale Wiedergabe**
1. Patient: Nachts schwitze ich immer stark.
━ **Verbal:** Nachts schwitze sie immer stark.
━ **Nominal:** Sie berichtet von Nachtschweiß.

2. Patient: Ich kann nur schlecht einschlafen.
━ **Verbal:** Er könne nur schlecht einschlafen.
━ **Nominal:** Er berichtet von Einschlafproblemen.

3. Patient: In den letzten drei Monaten habe ich fünf Kilo abgenommen.
━ **Verbal:** In den letzten drei Monaten habe sie 3 Kilo abgenommen.
━ **Nominal:** Sie klagt über einen Gewichtsverlust von 3 Kilo in den letzten 6 Monaten.

4. Patient: Ich fühle mich schwach und kann nicht mehr so viel leisten.
━ **Verbal:** Er fühle sich schwach und könne nicht mehr viel leisten.
━ **Nominal:** Er gibt Schwächegefühl und Leistungsknick an.

5. Patient: Ich hatte stechende Schmerzen in der Brust, die bis in die linke Schulter ausgestrahlt haben.
━ **Verbal:** Sie habe stechende Schmerzen in der Brust gehabt, die bis in die linke Schulter ausgestrahlt hätten.
━ **Nominal:** Sie berichtet von stechenden Brustschmerzen mit Ausstrahlung in die linke Schulter.

6. Patient: Wenn ich mehr als 200 Meter gehe, dann schmerzt meine Wade.
━ **Verbal:** Wenn er mehr als 200 Meter gehe, dann schmerze seine Wade.
━ **Nominal:** Er berichtet von Wadenschmerzen bei einer Gehstrecke von mehr als 200 Metern.

7. Patient: Erst waren die Schmerzen oben im Bauch, dann haben sie sich nach rechts unten verlagert.
━ **Verbal:** Erst seien die Schmerzen oben im Bauch gewesen, dann hätten sie sich nach rechts unten verlagert.
━ **Nominal:** Sie berichtet von einer Verlagerung der Oberbauchschmerzen nach rechts unten.

8. Patient: Wenn ich mich anstrenge, rast mein Herz.
━ **Verbal:** Wenn er sich anstrenge, rase sein Herz.
━ **Nominal:** Er berichtet von belastungsabhängigem Herzrasen.

4.5   Minimodelldokumentation: Eva Schneider

Einleitung
━ Name: Eva Schneider
━ Geburtsdatum: 23.05.1990
━ Größe: 165 cm
━ Gewicht: 78,9 kg

Frau Schneider stellte sich am 11.08.2008 wegen Schmerzen im rechten US in unserer Station vor.

Aktuelle Anamnese   Frau Schneider berichtet, dass sie seit gestern Abend Schmerzen im rechten Unterschenkel habe. Das Bein sei dicker geworden, fühle sich warm an und sei leicht gerötet. Kühlen bringe keine Linderung. Des Weiteren berichtet sie, dass die drückenden Schmerzen während des Stehens ohne weitere Auslöser aufgetreten seien. Sie habe kein Fieber bemerkt.

Vorerkrankungen
- Z. n. Appendektomie (2007)
- Saisonale allergische Rhinitis

Vegetative Anamnese
- Unauffällig.

Noxen, Allergien, Medikamente
- Nikotinabusus von 0,5 Schachteln/Tag seit 10 Jahren (5 pys)
- Alkohol- und Drogenkonsum wurden verneint.
- Orales Kontrazeptivum (Valette)
- Loratadin gegen Rhinitis

Familienanamnese
- Vater: Hypertonie
- Mutter: DM Typ 2, mehrfache Thrombosen

Sozialanamnese
- ledig, keine Kinder, lebt allein
- Verkäuferin

Verdachtsdiagnose und Differentialdiagnosen   Anamnestisch ergibt sich mit Unterschenkelschmerzen, Schwellung, Rötung und Überwärmung ein V. a. Phlebothrombose. Alternativ kommen Thrombophlebitis und Lymphödem in Betracht.

Weiteres Vorgehen   Zur Abklärung empfehle ich folgende Untersuchungen: Farbkodierte Duplexsonografie, Labor. Um eine Lungenembolie auszuschließen, habe ich bereits einen D-Dimer-Test und eine CT-Angiografie des Brustkorbs veranlasst.

Sollte sich der V. a. Phlebothrombose bestätigen, schlage ich folgende therapeutischen Maßnahmen vor: Antikoagulationstherapie mit Heparin und Marcumar.

4.6   Training 1: Anamnese und Dokumentation

4.6.1   Minimodell Dokumentation: Thorsten Hohnstedt

Einleitung
- Name: Herr Thorsten Hohnstedt
- Geburtsdatum:
- Größe:
- Gewicht:

Der 57-jährige Herr Hohnstedt stellte sich am 02.02.2019 wegen Luftnot und Husten mit gelblich-bräunlichem Auswurf vor.

Aktuelle Anamnese   Die Beschwerden bestünden seit 2 Tagen. Wenn er tief einatme oder sich anstrenge, habe er außerdem Schmerzen in der Flanke. Er könne nur flach atmen. Zusätzlich berichtet er von Fieber (39,6 °C), Schüttelfrost, Nachtschweiß und einem allgemeinen Krankheitsgefühl. Zuvor sei er bereits vier Tage lang erkältet gewesen. Begonnen hätten die Beschwerden, nachdem er vor drei Tagen abends auf einer Feier gewesen sei und trotz Erkältung 5 Bier getrunken habe. Auch habe er mehr als gewöhnlich geraucht (1 Schachtel). Am nächsten Morgen habe er sich wie zerschlagen gefühlt, was er auf den Alkohol- und Nikotinkonsum am Vorabend zurückgeführt habe. Des Weiteren berichtete er von Schluckbeschwerden.

Vorerkrankungen
- Grippaler Infekt seit 1 Woche
- Arterielle Hypertonie (ED 2014)
- KHK mit Bypass-OP (2014)

Vegetative Anamnese
- Fieber 39,6 °C, Nachtschweiß, Schüttelfrost

Noxen, Allergien, Medikamente
- Nikotinabusus (23 pys)
- Alkohokonsum: 1–2 Bier/Abend
- Allergien sind keine bekannt
- Pat. nimmt regelmäßig ein: ASS 100 mg, 1-0-0, Ramipril 7,5 mg 1-0-0, Atorvastatin 40 mg 0-0-1, Metoprolol 50 mg 1-0-1

Familienanamnese
- Vater: …
- Mutter: …
- Geschwister: …

Sozialanamnese
- Familienstand:
- Beruf:

Verdachtsdiagnose und Differentialdiagnosen Anamnestisch ergibt sich mit Dyspnoe, Husten mit Auswurf und Fieber ein V. a. Pneunomie. Alternativ kommen Bronchialkarzinom, Tuberkulose und COPD in Betracht. *Gegen Bronchialkarzinom sprechen eher die Abwesenheit von Hämoptyse und Gewichtsverlust. Das Fehlen eines Auslandsaufenthaltes in der Anamnese passt nicht zu Tuberkulose. Fieber und plötzlich einsetzende Dyspnoe sind untypisch für COPD.*[1]

Weiteres Vorgehen
- Zur Abklärung empfehle ich folgende Untersuchungen: Röntgen-Thorax, Laboruntersuchung mit Blutbild, Entzündungsparametern und BGA, Sputumdiagnostik.
- Um ein Bronchialkarzinom auszuschließen, sollte bei persistierenden Symptomen eine Bronchoskopie mit Biopsie veranlasst werden.
- Folgende Sofortmaßnahmen wurden bereits ergriffen: Flüssigkeitszufuhr.
- Sollte sich der V. a. Pneumonie bestätigen, schlage ich folgende therapeutische Maßnahmen vor: Antibiose sowie allgemeine Maßnahmen: Flüssigkeit, Mukolytikagabe bei Tag, Antitussivagabe bei Nacht, evtl. Sauerstoffgabe, bei Therapieversagen Bronchoskopie.

---

1 Die kursiv gesetzten Sätze sind nicht unbedingt notwendig für die Dokumentation nach Minimodell.

4.6.2 Minimodelldokumentation: Ann-Kathrin Bruckmohser

Einleitung
- Name: Ann-Kathrin Bruckmohser
- Geburtsdatum:
- Größe:
- Gewicht:

Die 57-jährige Frau Bruckmohser stellte sich am 02.02.2019 wegen stechender Oberbauchschmerzen in unserer Station vor.

Aktuelle Anamnese   Die Beschwerden würden seit 2 Monaten auftreten. Die Intensität sei variabel, aber nach den Mahlzeiten (vor allem nach Süßem) stets stärker (5–8/10). Anfänglich habe sie die Schmerzen auf ihren Kaffeekonsum von 5 Tassen Espresso/Tag zurückgeführt. Doch in den letzten 3 Tagen hätten sich die Schmerzen verstärkt, so dass sie in die Notaufnahme gekommen sei. Außerdem berichtet sie von Völlegefühl und Übelkeit nach den Mahlzeiten. In den letzten zwei Tagen habe sie sich zwei Mal erbrochen. Sie mache sich Sorgen, weil im Erbrochenen schwarze Krümel gewesen seien. Des Weiteren habe sie zwei Mal Teerstuhl abgesetzt. Gegen die Schmerzen nehme sie seit 6 Wochen unverordnet Ibuprofen (2 × 600 mg/Tag) ein, was aber ohne Wirkung geblieben sei.

Vorerkrankungen
- Cholezystektomie (2010)
- Myokardinfarkt (2015)

Vegetative Anamnese   Gewichtsverlust von 4 Kilo in 2 Monaten

Noxen, Allergien, Medikamente
- Nikotinabusus (18 pys)
- Alkohokonsum: 1/2 Flasche Rotwein/Abend (5 ×/Woche), gelegentlich Schnaps.
- Allergien sind keine bekannt
- Pat. nimmt regelmäßig ein:
    - Ibuprofen 2 × 600 mg/Tag seit 6 Wochen, 1-0-1
    - ASS 100 mg, 1-0-0, Ramipril 7,5 mg 1-0-0, Atorvastatin 20 mg 0-0-1, Metoprolol 50 mg 1-0-1

Familienanamnese
- Vater: …
- Mutter: …
- Geschwister: …

Sozialanamnese
- Familienstand:
- Beruf:

Verdachtsdiagnose und Differentialdiagnosen   Anamnestisch ergibt sich mit stechenden Oberbauchschmerzen und Meläna ein V. a. Ulcus ventrikuli. Alternativ kommen Ulcus duodeni, *Cholezystolithiasis*, Pankreatitis und Magenkarzinom in Betracht.
Gegen Ulcus duodeni sprechen allerdings die postprandialen Schmerzen und die Abwesenheit von Nüchternschmerz. Eine Cholezystolithiasis kann durch die 2010 erfolgte Cholezystektomie ausgeschlossen werden. Eine Pankreatitis hätte

einen akuteren Verlauf. Die negative FA wiederum spricht gegen Magen-Ca. Die Meläna schließlich passt nicht zu Myokardinfarkt.[2]

Weiteres Vorgehen
- Zur Abklärung empfehle ich folgende Untersuchungen: ÖGD
- Um einen Myokardfarkt auszuschließen, habe ich ein EKG und die Bestimmung von Troponin T und Herzenymen veranlasst.
- Folgende Sofortmaßnahmen wurden bereits ergriffen: Sauerstoffgabe, zwei venöse Zugänge wurden gelegt, Labor mit Blutbild, Amylase und Lipase, Nieren- und Gerinnungswerten, Volumensubstitution.
- Sollte sich der V. a. Ulcus ventriculi bestätigen, schlage ich folgende therapeutische Maßnahmen vor: Eradikationstherapie mit Antibiose bei nachgewiesener HP-Gastritis und PPI sowie Alkoholkarenz, Nikotinabstinenz, Ernährungsberatung, Stressabbau.

4.7 Dokumentation der aktuellen Anamnese

- Übersetzen Sie die Patientenaussagen in Dokumentationsätze/ Lückenübung zur Dokumentation der aktuellen Anamnese

Aufnahme
1. Die Patientin **stellte sich** am 02.02.2022 wegen Oberbauchschmerzen in unserer Notaufnahme **vor**.
2. Der Patient **wurde** am 03.03.2022 wegen Oberbauchschmerzen von seinem HA **eingewiesen**.

Zeitlicher Verlauf
3. Die Schmerzen **bestünden** <u>seit</u> heute Morgen.
4. Die Schmerzen **würden** <u>seit</u> einer Woche immer nach dem Mittagessen **auftreten**.
5. Die Schmerzen **hätten** nach dem Frühstück plötzlich **begonnen**.
6. Die Schmerzen **seien** gestern Morgen zum ersten Mal **aufgetreten**.
7. Die Schmerzen **bestünden** seit 2 Monaten, aber seit einer Woche **würden** sie sich **verstärken**.
8. Ähnliche Beschwerden **habe** sie bereits vor 3 Monaten **gehabt**.
9. Auslöser der Beschwerden **sei** eine fettreiche Mahlzeit **gewesen**.

Ausstrahlung und Wanderung
10. Die Schmerzen **würden** in die linke Schulter und in den Unterkiefer **ausstrahlen**.
11. Die Schmerzen **seien** vom Oberbauch in den rechten Unterbauch **gewandert**.

Qualität und Intensität
12. Die Intensität **betrage** 7/10 während einer Kolik, ansonsten 2–3/10.
13. Die Patientin **beschreibt** die Schmerzen als krampfartig.

Verstärkungs- und Linderungsfaktoren
14. Eine Wärmflasche **lindere** die Schmerzen, Bewegung **verstärke** sie.
15. Die Schmerzen **würden** sich bei Belastung (Treppensteigen) verstärken.
16. Wenn sie tief einatme, **würden** sich die Schmerzen **verstärken**.

---

2 Die kursiv gesetzten Sätze sind nicht unbedingt notwendig für die Dokumentation nach Minimodell.

Begleitsymptome

17. Übelkeit, Erbrechen und Fieber **wurden verneint**.
18. Die Schmerzen **würden** von Übelkeit und Erbrechen **begleitet**.

Weitere Formulierungen

19. Gegen die Schmerzen habe sie Paracetamol (2 × 500 mg) **eingenommen**, was jedoch ohne Wirkung **geblieben** sei.
20. Ihr Ehemann habe eine Gelbfärbung ihrer Augen **bemerkt**.
21. Noxen müssen noch **erfragt** werden.

4.8 Training 2: Anamnese und Dokumentation

4.8.1 Minimodell-Dokumentation: Mechthild Ohlhagen

■ Anamnese Mechthild Ohlhagen

Einleitung
– Name: Mechthild Ohlhagen
– Geburtsdatum:
– Größe:
– Gewicht:

Die 54-jährige Frau Ohlhagen stellte sich am XX.XX.XXXX mit Herzrasen und Unruhezuständen in unserer Praxis vor.

Aktuelle Anamnese Begonnen hätten die Beschwerden vor mehreren Wochen, seit einer Woche würden sie sich verstärken. Des Weiteren berichtet sie von Einschlafstörungen, Augenschwellung und Lichtempfindlichkeit. Stress, Kaffeekonsum und Wärme würden die Symptome verschlimmern, Ruhe und Kühlung hingegen würden sie bessern. Begleitend gibt sie eine verstärkte Schweißproduktion an sowie einen Gewichtsverlust von 5 kg in ca. 4 Wochen, der trotz anhaltend guten Appetits eingetreten sei.

Vorerkrankungen
– unauffällig bis auf Osteoporose (ED: vor 10 Jahren)

Medikamente
– Vitamin D plus Kalzium: Dosierung muss noch erfragt werden

Allergien
– Allergien sind keine bekannt

Vegetative Anamnese
– Einschlafstörungen
– Hyperhidrose
– Gewichtsverlust von 5 kg in 4 Wochen
– Fieber, Übelkeit und Erbrechen wurden verneint

Noxen
– Kaffeekonsum: 3–5 Espresso/Tag
– Alkoholkonsum: Gelegentlich
– Nikotinabusus: 34 pys

Familienanamese
- Vater: …
- Mutter: …
- Geschwister: …

Sozialanamnese
- Familienstand: …
- Beruf: …

Verdachtsdiagnose und Differentialdiagnosen　Anamnestisch ergibt sich mit Tachykardie, Unruhezuständen, Exophthalmus, Hyperhidrose und Gewichtsverlust ein V. a. Hyperthyreose. Die Ursache hierfür könnte ein Morbus Basedow oder ein autonomes Adenom sein. Alternativ kommen Hypertonie und Bronchialkarzinom in Betracht. *Zu Hypertonie passen jedoch der Exophthalmus und die Lichtempfindlichkeit nicht. Für ein Bronchialkarzinom sprechen allerdings der Gewichtsverlust und die positive Nikotinanamnese. Das müsste weiter abgeklärt werden.*

Weiteres Vorgehen　Zur Abklärung empfehle ich folgende Untersuchungen:
- KU: Inspektion, Palpation und Auskultation der Schilddrüse, Messung der Vitalparameter
- Labor: Schilddrüsenparameter (TSH, T3, T4), TRAK
- Schilddrüsensonografie und ggf. -szintigrafie
- Röntgen Thorax zur Abklärung eines eventuellen Bronchialkarzinoms

Sollte sich der V. a. Hyperthyreose bestätigen, schlage ich folgende therapeutische Maßnahmen vor: Thyreostatische Therapie mit Carbimazol.

4.8.2　Minimodell-Dokumentation: Günther Biesenthal

- Anamnese Günther Biesenthal

Einleitung
- Herr Günther Biesenthal
- Geburtsdatum:
- Größe:
- Gewicht:

Der Herr 64-jährige Herr Biesenthal stellte sich am XX.XX.XXXX wegen eines Engegefühls in der Brust und Luftnot auf unserer Station vor.

Aktuelle Anamnese
- Die Beschwerden seien vor 2 Wochen bei einer Radtour zum ersten Mal aufgetreten, nach einer Pause aber schnell wieder abgeklungen. Bei einem gestrigen Tennisspiel sei es zu einem neuen Anfall von Brustenge und Luftnot gekommen, diesmal mit Ausstrahlung bis in den linken Arm. Zusätzlich berichtet der Patient von begleitender Übelkeit. Ruhebeschwerden habe er bisher nicht gehabt. Generell verstärke Anstrengung die Beschwerden, Ruhe lindere sie.

Vorerkrankungen
- Hypertonie (ED vor 6 Jahren)
- Hypercholesterinämie (ED vor 3 Jahren)

Vegetative Anamnese
- Unauffällig

Noxen, Allergien, Medikamente
- Nikotinabusus: 15 pys
- Alkoholkonsum: 1–2 Gläser Rotwein/Abend, 5 ×/Woche
- Drogenkonsum wurde verneint
- Allergien keine bekannt
- Patient nimmt regelmäßig ein
  - Ramipril: 5 mg 1-0-0
  - Atorvastatin: 40 mg wurde vom HA verschrieben, aber nicht eingenommen

Familienanamnese
- Vater: …
- Mutter: …
- Geschwister: …

Sozialanamnese
- Familienstand: …
- Beruf: …

Verdachtsdiagnose und Differentialdiagnosen
- Anamnestisch ergibt sich mit pectanginösen Beschwerden und Dyspnoe ein V. a. KHK. Alternativ kommen akuter Myokardinfarkt und Lungenembolie in Betracht.
- Zu *einem akuten Myokardinfarkt passt allerdings nicht der Beschwerderückgang in Ruhe. Die Abwesenheit einer vorhergehenden Immobilisationsphase spricht eher gegen Lungenembolie.*

Weiteres Vorgehen   Zur weiteren Abklärung empfehle ich folgende Untersuchungen:
- Labor: Cholesterinwerte, Herzenzyme
- Ruhe- und Belastungs-EKG
- Echokardiografie
- Koronarangiografie

Sollte sich der V. a. KHK bestätigen, schlage ich folgende therapeutische Maßnahmen vor:
- Nikotinkarenz
- fortgesetzte, regelmäßige Bewegung
- Reduktion des Alkoholkonsums
- Glyceroltrinitrat als Spray zur Akuttherapie
- Ramipril: 5 mg
- ASS: 100 mg
- Atorvastatin: 40 mg

4.8.3   Minimodelldokumentation: Miriam Friedersdorff

- **Anamnese Miriam Friedersdorff**

Einleitung
- Name: Miriam Friedersdorff
- Geburtsdatum:
- Größe:
- Gewicht:

Die 29-jährige Frau Friedersdorff stellte sich am XX.XX.XXX wegen brennender Schmerzen beim Wasserlassen in unserer Hausarztpraxis vor.

Aktuelle Anamnese   Die Beschwerden würden seit einem Tag bestehen. Die Intensität sei mehr oder weniger gleichbleibend (3–5/10), aber beim Wasserlassen am schlimmsten und etwas besser in der Badewanne mit warmem Wasser oder mit einer Wärmflasche. Sie müsse auch sehr oft (ca. alle 30 Minuten) Wasser lassen, jedoch immer nur sehr geringe Mengen. Gegen die Schmerzen habe sie mehrere Aspirin eingenommen (3 × 1000 mg/Tag), was aber so gut wie keine Wirkung gezeigt habe.

Vorerkrankungen
- Z. n. Appendektomie (2007)
- Depression (2013)

Vegetative Anamnese
- unauffällig bis auf die oben genannten Beschwerden

Noxen, Allergien, Medikamente
- Nikotinabusus 10 Zig./Monat seit 12 Jahren
- Alkoholkonsum: max. 1 Glas Rot- oder Weißwein dreimal die Woche
- Allergien: Pollen, Hausstaub, Kiwis
- Pat. nimmt regelmäßig ein:
    - Kontrazeptivum (Petitbelle) 1-0-0
    - Oleovit Tropfen 1-0-0

Familienanamnese
- Vater: …
- Mutter: …
- Geschwister: …

Sozialanamnese
- Familienstand: ledig, kein Geschlechtsverkehr in den letzten 2 Monaten
- Beruf:

Verdachtsdiagnose und Differentialdiagnosen
- Anamnestisch ergibt sich mit brennenden Schmerzen beim Wasserlassen und Pollakisurie der V. a. untere Harnwegsinfektion. Alternativ kommen Nephritis, Nephrolithiasis oder Urethritis in Betracht.
- *Gegen die Nephritis spricht allerdings, dass die Nierenlager frei sind. Zu einer Nephrolithiasis wiederum passt die Abwesenheit von Hämaturie und Koliken nicht. Die Tatsache, dass die Patientin keinen Pruritus, keinen Fluor und keinen geröteten Harnröhrenausgang hat, spricht gegen eine Urethritis.*

Weiteres Vorgehen   Zur weiteren Abklärung empfehle ich folgende Untersuchungen:
- Blutbild: Leukozyten
- U-Stix: Leukozyten und Urin-pH
- Urinanalyse: Bakterien, Leukozytenenzyme, Nitrate

Sollte sich der V. a. untere Harnwegsinfektion bestätigen, schlage ich folgende therapeutische Maßnahmen vor: Trimethoprim und Sulfatmethoxol in Kombination, z. B. Cotrim

5   Arztbriefe und Epikrisen

5.1   Hürde: Arztbrief

Zu diesem Abschnitt gibt es keine Übungen

5.2   Satzbau – TEKAMOLO

- Arztbriefdurcheinander

(T): Wann?
(K): Warum?
(M): Wie?
(L): Wo?

1. Nach der am 10.01.2018 (T) routinemäßig (M) im Marienkrankenhaus (L) durchgeführten Appendektomie ist der Patient leider verstorben.
2. Der vorgestern (T) wegen akuter Bauchschmerzen (K) auf der Intensivstation (L) aufgenommene Patient ist leider verstorben.
3. Der am 13.04.2016 (T) wegen eines Verdachts auf Oberschenkelhalsfraktur (K) umgehend (M) in die Radiologie (L) überwiesene Patient ist leider verstorben.
4. Der am Vorabend (T) wegen Kopfschmerzen (K) notfallmäßig (M) auf der Intensivstation (L) aufgenommene Patient ist heute Morgen leider verstorben.
5. Die vor zwei Tagen (T) zur Überwachung auf der Intensivstation (L) aufgenommene Patientin ist leider verstorben.

5.3   Passiv und Passiv mit Modalverben

- Passivkonstruktionen

Es gibt verschiedene Möglichkeiten, wie ein operativer Zugang zur Lunge erreicht werden kann. Neben Thorakotomie und Sternotomie kann teilweise auch eine Thorakoskopie durchgeführt werden. Bei der Thorakoskopie, die üblicherweise unter lokaler Betäubung mit Sedierung erfolgt, müssen am Brustraum kleine Öffnungen geschaffen werden, über die ein Thorakoskop sowie die Operationsinstrumente eingeschoben werden können. Das Bild der Minikamera kann auf einem Monitor verfolgt werden. Je nach Befund können und müssen Lungenbereiche und andere Strukturen in der Umgebung herausgenommen werden, beispielsweise Anteile der Pleura.

- Können, müssen oder sollen?
- Konnte/musste Herr Müller gestern Abend operiert werden?
- Konnte/musste der Patient aus der Notaufnahme wiederbelebt werden?
- Mikroskopisch kleine Tumorreste können/müssen/mussten durch die Strahlentherapie abgetötet werden.
- Der Patient konnte/kann nicht länger ambulant behandelt werden.
- Der Patient musste/muss stationär aufgenommen werden.
- Die Patientin konnte trotz des Atemstillstands gerettet werden.
- Die Therapie sollte/muss/musste für mindestens drei Monate fortgesetzt werden.
- Eine suffiziente Analgesie konnte mittels PDK erreicht werden.
- Die Drainage kann/sollte/muss heute entfernt werden.
- Der pulmonale Tumor konnte histologisch als Plattenepithelkarzinom klassifiziert werden.

5.4 Partizipien

- **Partizip-Form**
1. Trotz der erreichten vegetativen Stabilisierung ...
2. In der am 13.09.2018 durchgeführten Angiographie ...
3. Die seit dem Morgen des Vortages auftretenden Beschwerden ...
4. Die am 25.01.2018 zum ersten Mal aufgetretenen Beschwerden ...
5. Abhängig von der Wirkung der verschriebenen Medikamente ...
6. Der endoskopierende Arzt ...
7. Die stark eingeschränkte kardiopulmonale Leistungskapazität ...
8. Die mehrwöchige, begleitende Psychotherapie ...
9. Wegen der gleichbleibenden/gleichgebliebenen Beschwerden ...
10. Die nachgewiesene Harnwegsinfektion ...
11. Der bei Aufnahme gemessene hypertone Wert ...
12. Nach einem medikamentös eingeleiteten Abort ...

5.5 Partizipialkonstruktionen und Relativsätze

- **Partizipialkonstruktionen und Relativsätze bilden**
1. In Relativsätze umgewandelte Partizipialkonstruktionen
a. Frau Schneider berichtet über Schmerzen, die seit dem Vorabend bestünden.
b. Die stationäre Aufnahme erfolgte aufgrund von Schmerzen, die seit drei Tagen andauern würden.
c. Die Patientin, die wegen akuter Abdominalschmerzen aufgenommen wurde, heißt Frau Meyer.
d. Es fanden sich keine Hinweise für das Erysipel, das differentialdiagnostisch in Betracht gezogen wurde.
e. Die erhöhten Blutdruckwerte, die bei Aufnahme am 03.03.2018 festgestellt wurden, normalisierten sich während des stationären Verlaufs.
f. Bei der Patientin Frau Schnaps, die am 15.08.2018 um 22.30 Uhr notfallmäßig ins Krankenhaus eingeliefert wurde, erfolgte umgehend eine craniale CT.

2. Relativsätze, die in Partizipialkonstruktionen umgewandelt wurden
a. Die am 01.10.2012 aufgenommene Patientin heißt Frau Schmidt.
b. Die ambulant behandelte Patientin klagte nach Abklingen der Anästhesie über Schmerzen.
c. Das gestern durchgeführte CT Abdomen zeigte keinen pathologischen Befund.
d. Aufgrund des unter der Therapie beobachteten Beschwerderückgangs konnte der Patient vorzeitig entlassen werden.
e. Die postoperativ stark angestiegenen Entzündungsparameter führten zur Umstellung der Therapie.
f. Mit Ausnahme eines bei Aufnahme am 09.12.2018 einmalig gemessenen hypotonen Wertes von 90/60 mmHg wies der Patient normotensive Werte auf.

5.6 Die zusammenfassende Beurteilung: Struktur und Verben

5.6.1 Verben der zusammenfassenden Beurteilung

■ Verben kategorisieren

Kategorie	Verben
Aufnahme	erfolgen aufgrund (von), aufnehmen aufgrund (von), sich vorstellen mit
Symptome	bestehen, auftreten
Untersuchungen	erfolgen aufgrund (von), durchführen (lassen)
Untersuchungsresultate	sich befinden (im Normbereich), auffallen (deutlich erhöht, reduziert), feststellen, sich zeigen, hinweisen auf, nachweisen, sich erhärten, positiv/negativ ausfallen, sich ergeben
Diagnose bzw. Verdachtsdiagnose	stellen, ausschließen, nachweisen, sich erhärten/bestätigen, nahelegen, ausgehen von
Therapie	verzichten auf, (aufgrund der Befunde) beginnen mit, sich komplikationslos/komplikationsreich gestalten, beobachten können
Entlassung und Empfehlung	bitten um, empfehlen, danken für, entlassen

■ Sätze mündlich bilden
Es sind unzählige Sätze denkbar, z. B.:
- Wir nehmen die Patientin stationär auf.
- Die Symptome bestehen seit wenigen Stunden.
- Eine Endoskopie wird durchgeführt.
- Alle bestimmten Laborparameter befnden sich im Normbereich.
- Eine intrazerebrale Blutung wurde ausgeschlossen.
- Mit einer Infusionstherapie wurde sofort bei Aufnahme begonnen.
- Das Ziehen der Fäden empfehlen wir in 7 Tagen.

5.6.2 Typische Sätze einer zusammenfassenden Beurteilung

■ Sätz schriftlich bilden
Diese unvollständige Sammlung soll Ihnen Modellsätze an die Hand geben, die Sie später an eigene zusammenfassende Beurteilungen (Epikrisen) anpassen können.

Aufnahme
- **erfolgen aufgrund (von):** Die Einweisung von Herrn Meyer erfolgte am 03.03.2018 aufgrund pectanginöser Beschwerden.
- **aufnehmen:** Herr Meyer wurde am 04.04.2018 aufgrund von pectanginösen Beschwerden aufgenommen.
- **sich vorstellen mit:** Frau Fischer stellte sich am 03.11.2018 mit ausgeprägter Anämie in der Rettungsstelle vor.

Symptome
- **bestehen:** Eine B-Symptomatik (Fieber, Nachtschweiß, Gewichtsverlust) bestand nicht.
- **auftreten:** Nach zwei Tagen traten keine Dyspnoeattacken mehr auf.

Untersuchungen

- **erfolgen aufgrund (von):** Aufgrund des EKG erfolgte umgehend eine Koronarangiographie.
- **durchführen:** Zusätzlich wurde eine Linksherzkatheteruntersuchung durchgeführt, bei der eine KHK ausgeschlossen werden konnte.

Untersuchungsresultate

- **sich befinden (im Normbereich):** Die Entzündungswerte befanden sich im Normbereich.
- **auffallen:** Laborchemisch fiel bei Aufnahme im Vergleich zu Vorbefunden ein um das Fünffache erhöhter proBNP-Wert auf.
- **feststellen:** Im Röntgenbefund vom 07.06.2018 konnte ein neu aufgetretenes Infiltrat im rechten Unterlappen festgestellt werden.
- **finden:** Bronchoskopisch fanden wir eine tumorverdächtige Raumforderung im linken Hauptbronchus.
- **sich zeigen:** Nebenbefundlich zeigte sich laborchemisch eine Erhöhung des Bilirubins.
- **positiv/negativ ausfallen:** Eine erneute Testung fiel negativ aus.
- **sich ergeben:** Es ergaben sich keine pathologischen Befunde im Harnsediment.
- **abklären:** Jede auffällige Veränderung an der Brust sollte weiter abgeklärt werden.
- **hinweisen auf:** Die Erhöhung des Harnstoffs und ein leicht angestiegener Kreatinin-Wert weisen auf eine beginnende Schädigung der Niere hin.

Diagnose/Verdachtsdiagnose

- **stellen:** Bei einer klinisch auffälligen Makrohämaturie und Proteinurie wurde die Verdachtsdiagnose IgA-Nephropathie Berger gestellt.
- **ausgehen von:** Nach Zusammenschau von Anamnese und Befunden kann von einer Divertikulitis ausgegangen werden.
- **nahelegen:** Der klinische Befund legt den Verdacht auf ein Bronchialkarzinom nahe.
- **sich erhärten/bestätigen:** Im Röntgen- und CT-Befund erhärtete/bestätigte sich rasch der Verdacht auf einen malignen Tumor im Lungenhilus.
- **nachweisen:** Im MRT des Kopfes vom 04.08.2018 konnten keine malignitätssuspekten Läsionen nachgewiesen werden.
- **ausschließen:** Eine Rippenfraktur konnte röntgenologisch ausgeschlossen werden.

Therapie

- **einleiten:** Eine intravenöse antibiotische Therapie mit Amoxicillin wurde eingeleitet.
- **behandeln:** Den Aszites behandelten wir erfolgreich mit Furosemid.
- verzichten auf: Auf eine antibiotische Therapie wurde aufgrund fehlender Infektzeichen verzichtet.
- **beginnen mit (aufgrund der Befunde):** Aufgrund dieser Befunde wurde mit systemischen Glucocorticoidgaben begonnen.
- **sich komplikationslos/komplikationsreich gestalten:** Der postoperative Verlauf gestaltete sich komplikationslos.
- **unter der Therapie mit X einen Rückgang/Anstieg der X-Werte beobachten können:** Unter der Therapie mit Dobutamin und der Einmalgabe von Sildenafil konnte ein deutlicher Rückgang des pumonal-arteriellen Mitteldrucks (von 60/28/38 mmHg auf 37/10/22 mmHg) beobachtet werden.

7

Entlassung und Empfehlung
- **um X bitten:** Wir bitten freundlicherweise um regelmäßige Laborkontrollen.
- **empfehlen:** Wir empfehlen dringend auf normotensive Blutdruckwerte zu achten.
- **entlassen:** Am 21.04.2014 entlassen wir Herrn Meyer in deutlich verbessertem Allgemeinzustand in Ihre ambulante Weiterbetreuung.
- **danken für:** Wir danken für die Weiterbetreuung, stehen für Rückfragen jederzeit zur Verfügung und verbleiben mit freundlichen kollegialen Grüßen.

5.7   Zusammenfassende Beurteilung mit Lücken

- **Lückenhafte zusammenfassende Beurteilung**

Die Aufnahme von Frau Sauer <u>erfolgte aufgrund/wegen</u> progredienter Dyspnoe, die vor allem bei Belastung <u>auftrat</u>. Fieber, Husten und Thoraxschmerzen <u>bestanden</u> nicht. Die Auskultation <u>ergab</u> ein exspiratorisches Giemen sowie ein abgeschwächtes Atemgeräusch. Die Entzündungswerte <u>befanden</u> sich im Normbereich. In der Blutgasanalyse wurde eine respiratorische Globalinsuffizienz <u>festgestellt</u>. Die Lungenfunktion <u>wies</u> mit einer FEV1 von 18 % auf eine deutliche Obstruktion <u>hin</u>. Aufgrund dieser Befunde wurde unter der Diagnose einer exazerbierten COPD mit systemischen Glucocorticoidgaben <u>begonnen</u>. Auf eine antibiotische Therapie wurde aufgrund nicht vorhandener Infektzeichen <u>verzichtet</u>. Die bisherige Inhalationstherapie mit Viani wurde um Atrovent-Feuchtinhalation <u>erweitert</u>. Unter der Therapie konnte eine Besserung der respiratorischen Situation <u>erreicht</u> werden. Dyspnoeattacken <u>traten</u> nicht mehr <u>auf</u>. Zur Prävention einer glucocorticoidinduzierten Osteoporose wurde mit der Gabe von Kalzium-Brausetabletten und Vitamin-D-Präperaten <u>begonnen</u>. Dies sollte ambulant <u>fortgesetzt</u> werden. Da sich in den Blutgasanalysen eine respiratorische Globalinsuffizienz mit CO_2-Retention unter 2 Liter O_2/min <u>zeigte/ergab</u>, sollte für die ambulante Therapie auch 1 Liter O_2/min weiterhin nicht überschritten werden. Frau Sauer <u>wies</u> hypotone Blutdruckwerte <u>auf</u>, infolgedessen wurde die antihypertensive Therapie <u>ausgesetzt</u>. Wir <u>bitten</u> freundlicherweise um ambulante Kontrollen des Blutdrucks, um gegebenenfalls die Therapie wieder zu intensivieren.

5.8   Einen Arztbrief verfassen: Anamnese und zusammenfassende Beurteilung

- **Hartmuth Glock: Aktuelle Anamnese**

Herr Glock <u>wurde</u> mit instabiler Angina Pectoris notärztlich <u>eingewiesen.</u> Bei bekannter KHK und Intervention 2014, in der Elektrokardiographie sichtbaren ST-Strecken-Senkungen in V4–V6 und erhöhten Werten von Troponin T, CK und CK-MB <u>ergab</u> sich der dringende Verdacht auf einen NSTEMI. Deshalb <u>erfolgte</u> umgehend eine Koronarangiographie. Hierbei <u>wurde</u> ein kompletter Verschluss der proximalen RCA <u>festgestellt.</u> In gleicher Sitzung <u>konnte</u> der Verschluss <u>eröffnet</u> und mit einem Drug-eluting-Stent <u>versorgt</u> werden. Postinterventionell <u>wurde</u> der Patient zur weiteren Überwachung auf die IMC <u>übernommen.</u> In stabilem Zustand <u>erfolgte</u> am 05.09.2018 die Verlegung auf die Normalstation. Der weitere Verlauf <u>gestaltete</u> sich <u>komplikationslos.</u> Ein am 08.09.2018 durchgeführtes LZ-EKG <u>zeigte</u> keine Auffälligkeiten. Für die kommenden 12 Monate ist die Einnahme von Clopidogrel notwendig. ASS <u>sollte</u> lebenslang <u>eingenommen</u> werden. Die Risikofaktoren (Nikotinabstinenz, cholesterinarme Ernährung) <u>wurden</u> mit dem Patienten <u>besprochen.</u> In gutem Allgemeinzustand <u>kann</u> Herr Glock in Ihre ambulante Weiterbetreuung <u>über-geben</u> werden.

- **Wichtiges für die Zusammenfassung 1**

Wichtige Begriffe für die Zusammenfassung sind z. B.:
instabile Angina pektoris notärztlich eingewiesen; bekannte KHK, ST-Stre-cken-Senkungen in V4–V6, erhöhte Werten für Troponin T, CK und CK-MB, dringender V. a. einen NSTEMI, umgehende Koronarangiografe, ein komplet-ter RCA-Verschluss, gleiche Sitzung, Drugeluting-Stent, postinterventionell IMC, stabiler Verlauf am 05.09.2018 auf Normalstation, komplikationsloser weiterer Verlauf, LZ-EKG am 08.09.2018 ohne Aufälligkeiten, kommende 12 Monate Clopidogrel, ASS lebenslang, Patientenaufklärung über Risikofak-toren (Nikotinabstinenz, cholesterinarme Ernährung), Entlassung in gutem Allgemeinzustand in Ihre ambulante Weiterbehandlung.

- **Wichtiges für die Zusammenfassung 2**

Diese Aufgabe können Sie nur gemeinsam mit Ihrem Partner lösen, wobei Sie die beispielhaft genannten Begriffe aus der Lösung der Übung „Wichtiges für die Zusammenfassung 1" als Leitfaden verwenden können.

- **Zusammenfassende Beurteilung formulieren**

Die Lösung zu dieser Übung finden Sie in der Lösung zur nächsten Übung „Lückentext zur zusammenfassende Beurteilung".

- **Lückentext zur zusammenfassende Beurteilung**

Herr Glock <u>wurde</u> mit instabiler Angina pektoris notärztlich <u>eingewiesen.</u> Bei bekannter KHK und Intervention 2014, in der Elektrokardiografe sicht-baren Strecken-Senkungen in V4–V6 und erhöhten Werten von Troponin T, CK und CK-MB <u>ergab</u> sich der dringende Verdacht auf einen NSTEMI. Deshalb <u>erfolgte</u> umgehend eine Koronarangiografe. Hierbei <u>wurde</u> ein kom-pletter Verschluss der proximalen RCA <u>festgestellt.</u> In gleicher Sitzung <u>konnte</u> der Verschluss <u>eröffnet</u> und mit einem Drug-eluting-Stent <u>versorgt</u> werden. Postinterventionell wurde der Patient zur weiteren Überwachung auf die IMC <u>übernommen.</u> In stabilem Zustand <u>erfolgte</u> am 05.09.2018 die Verlegung auf die Normalstation. Der weitere Verlauf <u>gestaltete</u> sich <u>komplikationslos.</u> Ein am 08.09.2018 <u>durchgeführtes</u> LZ-EKG zeigte keine Aufälligkeiten. Für die kommenden 12 Monate ist die Einnahme von Clopidogrel notwendig. ASS <u>sollte</u> lebenslang <u>eingenommen</u> werden. Die Risikofaktoren (Nikotinabstinenz, cholesterinarme Ernährung) <u>wurden</u> mit dem Patienten <u>besprochen.</u> In gutem Allgemeinzustand <u>kann</u> Herr Glock in Ihre ambulante Weiterbetreuung <u>ent-lassen</u> werden.

6   Arzt-Arzt-Gespräch Patientenvorstellungen (Fachsprachprüfung Teil III)

6.1   Patientenvorstellung Phlebothrombose

- Assoziogramm „Phlebethrombose" ◘ Abb. 6.1

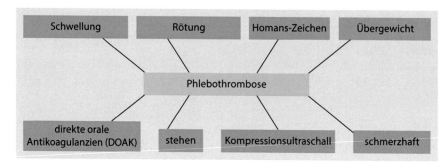

◘ **Abb. 6.1**   Beispielhaft ausgefülltes Assoziogramm „Phlebothrombose". Auch andere Begriffe sind denkbar, z. B. Meyer-Zeichen, Payr-Zeichen, Kontrazeptivom, Lungenembolie, Thrombophlebitis, Nikotinabusus, Heparin

- S.O.A.P-note
- Abschnitt 3 Subjektive Beschwerden: g-d-a-b-e-c-h-f
- Abschnitt 4 Objektive Befunde: d-c-a-b
- Abschnitt 1 Assessment: c-b-a
- Abschnitt 2 Plan: e-d-b-f-a-c

6.2   Patientenvorstellung Choledocholithiasis

- Choledocholithiasis

Symptome	Kolikartige Schmerzen
Begleitsymptome	Völlegefühl, Übelkeit, Erbrechen, Blähungen
Risikofaktoren	6 F: fat, female, fair, fourty, fertile, family (Adipositas, weibliches Geschlecht, heller Hauttyp, Alter > 40 Jahre, Fertilität, positive Familienanmnese)
Verdachtsdiagnose	Choledocholithiasis
Differenzialdiagnosen	Cholezystolithiasis, akute Pankreatitis, Hinterwandinfarkt, Appendizitis, Ulcus duodeni
Körperliche Untersuchung	Abwehrspannung, Druckschmerz des Abdomens
Diagnostik	Abdomen-Sonografie, Cholestaseparameter, Lipasebestimmung, evtl. Röntgen Abdomen
Therapie	Spasmolyse, Analgesie, Nahrungskarenz, Antibiose, ggf. ERCP, falls Steine sich nicht mittels ERCP entfernen lassen, elektive Choleszystektomie

7

- **Patientenvorstellung: Heidelore Pann und Lückentext Choleodocholithiasis**

<u>Aufgenommen wurde</u> Frau Pann, Heidelore, 43 Jahre alt. Sie <u>stellte sich wegen</u> Oberbauchkoliken <u>vor</u>, die von Schmerzen zwischen den Schultern und in der rechten Schulter <u>begleitet werden</u>. Die Beschwerden <u>bestehen seit</u> 3 Stunden. Sie <u>sind</u> nach einem fettreichen Mittagessen plötzlich <u>aufgetreten</u>. Vor 3 Tagen <u>hatte</u> sie schon einmal rechtsseitige Bauchschmerzen, die ca. 30 Minuten <u>ange-dauert haben.</u> *Außerdem* <u>klagt</u> sie <u>über</u> Völlegefühl, Übelkeit und Erbrechen (2 ×). <u>In</u> der Krankenvorgeschichte <u>findet sich</u> eine arterielle Hypertonie. // Die Krankenvorgeschichte <u>ist</u> unauffällig <u>bis auf</u> art. Hypertonie. *Dagegen* <u>nimmt</u> sie <u>regelmäßig</u> Ramipril (5 mg) <u>ein.</u> Die vegetative Anamnese <u>ist</u> unauffällig <u>bis auf</u> weißliche Stuhlfarbe und dunkle Urinfarbe. Sie <u>ist</u> Erzieherin <u>von Beruf.</u> Die körperliche Untersuchung <u>zeigte</u> einen reduzierten AZ und einen adipösen EZ. Sie <u>ist</u> 171 cm <u>groß.</u> Sie <u>wiegt</u> 91 kg. Ihr BMI <u>beträgt</u> 31,1. Die Palpation <u>ergab</u> einen Druckschmerz und Abwehrspannung im Abdomen. Am wahr-scheinlichsten <u>leidet</u> die Patientin <u>an</u> Cholodocholithiasis. // Die Anamnese <u>deutet am ehesten auf</u> Cholodocholithiasis <u>hin. Für</u> Cholodocholithiasis <u>weist</u> die Patientin <u>folgende Risikofaktoren auf:</u> weibliches Geschlecht, Fertilität, Übergewicht, Alter über 40 Jahre, helle Haut, genetische Prädisposition. <u>Al-ternativ/Differentialdiagnostisch kommen</u> Hinterwandinfarkt, Appendizitis und Ulkus duodeni <u>in Betracht.</u> // <u>Folgende Differentialdiagnosen kommen in Betracht:</u> Hinterwandinfarkt, Appendizitis und Ulkus duodeni. Das Fehlen eines Troponinanstieges im Blut <u>spricht</u> jedoch <u>gegen</u> einen Hinterwandinfarkt. <u>Das Fehlen</u> einer typischen Schmerzlokalisation (McBurney, Lanz) *wiederum* <u>passt</u> nicht <u>zu</u> Appendizitis. <u>Die Abwesenheit von</u> Nüchternschmerz <u>spricht gegen</u> Ulkus duodeni. Zur weiteren Abklärung <u>würde</u> ich <u>vorschlagen,</u> eine Abdomensonografie und ein Abdomen-CT <u>durchzuführen</u> sowie ein Labor mit Cholestaseparametern <u>anzufordern. Sollte sich der Verdacht auf</u> Cho-lodocholithiasis <u>erhärten/bestätigen, würde</u> ich folgende Therapie <u>beginnen:</u> Spasmolyse, Analgesie, Nahrungskarenz, Antibiose sowie ggf. ERCP und eine elektive Cholezystektomie.

6.3 Patientenvorstellung Akute Pankreatitis

- **Herrn Wehr vorstellen/Lückentext zur akuten Pankreatitis**

<u>Aufgenommen</u> wurde Herr Wehr, Christoph, ein 47 Jahre alter Polizist, der wegen plötzlicher starker Bauchschmerzen notärztlich <u>eingewiesen</u> wurde. Die Schmerzen haben nach dem Mittagessen <u>begonnen.</u> Sie haben erst gürtelförmig in den Rücken <u>ausgestrahlt,</u> dann diffus in den ganzen Oberbauch. Er <u>klagt</u> über anhaltende Übelkeit und dreimaliges Erbrechen. Er <u>nimmt</u> keine Medikamente regelmäßig <u>ein.</u> Der Patient <u>gibt</u> einen regelmäßigen Alkoholkonsum von 3–4 Bier/Abend <u>an.</u> Die Familienanamnese <u>ergab</u> eine Pankreatitis des Vaters. Die Krankenvorgeschichte <u>ist</u> unauffällig bis auf eine Appendektomie im Alter von 12 Jahren. In der körperlichen Untersuchung <u>zeigte</u> sich bei schmerzbedingt reduziertem AZ ein leicht adipöser EZ mit einem BMI von 25,8 sowie eine tro-ckene Zunge und ein reduzierter Turgor als Anzeichen von Dehydration. Die Palpation <u>ergab</u> ein gespanntes, aber nicht bretthartes Abdomen mit diffusem Druckschmerz im Oberbauch. Die Auskultation ergab spärliche Darmgeräu-sche. Im Aufnahmelabor <u>fielen</u> erhöhte Lipase- und Amylase-Werte <u>auf.</u> Der kli-nische Befund <u>deutet</u> am ehesten auf akute Pankreatitis <u>hin.</u> Für akute Pankrea-titis <u>weist</u> der Patient folgende Risikofaktoren <u>auf:</u> Alkoholkonsum, genetische Belastung. Alternativ <u>kommen</u> eine Nierenkolik und ein mechanischer Ileus in Betracht. Das Fehlen einer Schmerzausstrahlung in den Unterbauch oder die

Leistengegend <u>passt</u> jedoch <u>nicht zu</u> einer Nierenkolik. Die spärlichen Darm-geräusche wiederum <u>sprechen</u> gegen einen mechanischen Ileus. Zur weiteren Abklärung <u>würde</u> ich eine Abdomensonografie, Abdomen-CT sowie eventuell eine ERCP <u>durchführen</u>. <u>Sollte</u> sich der Verdacht auf Akute Pankreatitis <u>er-härten,</u> würde ich folgende Therapie <u>beginnen:</u> isotone Infusionen, Analgesie, Spasmolyse, Nahrungskarenz, Alkoholabstinenz und Antibiose.

7

Serviceteil

Anhang – 154

© Springer-Verlag GmbH Deutschland, ein Teil von Springer Nature 2022
M. Lechner, U. Schrimpf, *Deutsch für Ärztinnen und Ärzte – Arbeitsbuch*,
https://doi.org/10.1007/978-3-662-65432-3

Anhang

Anamnesegespräch Eva Schneider[1]

Die Patientin Frau Eva Schneider (P) erscheint zur Aufnahme auf der internistischen Station des Klinikums St. Martin, wo sie vom Assistenzarzt Herrn Dr. Franz Neuberger (A) begrüßt wird. Er führt das Aufnahmegespräch mit ihr durch.

- **A:** „Guten Tag Frau Schneider. Mein Name ist Dr. Neuberger. Ich bin auf dieser Station als Assistenzarzt tätig und würde gerne mit Ihnen das Aufnahmegespräch führen. Was kann ich für Sie tun?"
- **P:** „Seit gestern Abend habe ich Schmerzen im rechten Bein. Das Bein ist auch dicker geworden und fühlt sich warm an. Ich habe versucht, das Bein mit feuchten Wickeln zu kühlen, aber über Nacht ist es nur schlimmer geworden. Ich war dann in der Praxis von Frau Dr. Huth, und die hat mich ins Krankenhaus zu Ihnen eingewiesen."
- **A:** „Können Sie den Ort der Schmerzen genauer beschreiben?"
- **P:** „Es ist der gesamte rechte Unterschenkel, vom Knie an abwärts."
- **A:** „Können Sie die Schmerzen beschreiben: Sind sie vergleichbar mit einem Brennen, einem Stechen oder eher einem Drücken?"
- **P:** „Ich würde sagen, es ist am ehesten ein Drücken."
- **A:** „Haben Sie den Eindruck, dass die Schmerzen von einem bestimmten Punkt ausgehen, oder dass sie in eine bestimmte Richtung ausstrahlen?"
- **P:** „Nein, das kann ich nicht sagen. Es ist einfach nur der Unterschenkel, aber vielleicht besonders in der Wade."
- **A:** „Können Sie sich an einen Auslöser für die Schmerzen erinnern, z. B. eine Verletzung? Gibt es irgendetwas, das die Schmerzen lindert oder aber verstärkt?"
- **P:** „Nein, verletzt habe ich mich nicht. Das war ja das Komische. Es hat einfach so auf der Arbeit angefangen. Im Stehen sind die Schmerzen dann immer stärker geworden. Ein wenig besser wurde es, als ich zu Hause die Beine höher gelegt habe. Die Kühlung hat wie gesagt nichts gebracht."
- **A:** „Können Sie die Situation genauer beschreiben, als die Schmerzen aufgetreten sind? Was haben Sie auf der Arbeit getan?"
- **P:** „Ich arbeite als Verkäuferin in einem großen Kaufhaus. Da muss ich den ganzen Tag stehen. Die Schmerzen haben gegen Ende meiner Schicht angefangen. Ich dachte zuerst, dass meine Beine einfach nur müde wären."
- **A:** „Haben Sie sonst noch irgendwelche anderen Beschwerden bemerkt? Sie haben bereits von einer Schwellung gesprochen und davon, dass das Bein sich wärmer anfühlt."
- **P:** „Ja, ich habe den Eindruck, dass mein Unterschenkel auch röter geworden ist seit gestern Abend."
- **A:** „Wie fühlen Sie sich allgemein? Haben Sie das Gefühl, dass es Ihnen insgesamt schlecht geht? Haben Sie Fieber oder Schüttelfrost bemerkt?"
- **P:** „Nein, eigentlich nicht. Sonst fühle ich mich gut."
- **A:** „In Ordnung, ich würde Ihnen nun gerne einige Fragen zu Ihrer Vorgeschichte stellen. Haben Sie irgendwelche wichtigen Erkrankungen, von denen ich wissen sollte, z. B. des Herzens, der Lungen oder des Bauchraums? Gab es in der Vergangenheit wichtige Operationen?"
- **P:** „Nein, da fällt mir nichts ein, außer mein Heuschnupfen. Ich bin allergisch gegen Gräser. Und dann hatte ich noch eine Operation am Blinddarm. Das ist aber schon 10 Jahre her."
- **A:** „Nehmen Sie regelmäßig Medikamente ein?"
- **P:** „Gegen den Heuschnupfen nehme ich zurzeit Loratadin, aber nur während der Saison. Sonst nur die Pille."
- **A:** „Gibt es Medikamente, gegen die Sie allergisch sind?"
- **P:** „Nein, davon wüsste ich nichts."
- **A:** „Ich würde Ihnen gerne noch ein paar allgemeine Fragen stellen. Wie alt sind Sie?"
- **P:** „28 Jahre."
- **A:** „Wie groß sind Sie und wie schwer? Hat sich ihr Gewicht in der letzten Zeit merklich verändert?"
- **P:** „Ich bin ungefähr 165 cm groß und wiege 78 kg. Mein Gewicht hat sich kaum verändert. Vielleicht habe ich etwas zugenommen."
- **A:** „Schlafen Sie gut, oder haben Sie Probleme, ein- oder durchzuschlafen?"
- **P:** „Nein, da habe ich keine Probleme."
- **A:** „Gibt es Probleme beim Wasserlassen oder beim Stuhlgang?"
- **P:** „Nein."
- **A:** „Darf ich Sie fragen, ob es Schwierigkeiten beim Geschlechtsverkehr gibt, Schmerzen z. B.?"
- **P:** „Nein, gibt es nicht."
- **A:** „Ist Ihre Monatsblutung regelmäßig? Könnte es sein, dass Sie zurzeit schwanger sind?"
- **P:** „Nein, die Regel ist unverändert. Und die Pille habe ich jeden Tag genommen."

1 Aus: Schrimpf U, Lechner M, Bahnemann M (2022) Deutsch für Ärztinnen und Ärzte. 6. Aufl. Springer, Berlin Heidelberg.

- **A:** „Rauchen Sie, trinken Sie Alkohol, oder nehmen Sie sonstige Drogen?"
- **P:** „Nun ja, ich rauche, aber sonst nichts."
- **A:** „Wie viele Zigaretten rauchen Sie pro Tag? Und wie lange rauchen Sie schon?"
- **P:** „Ungefähr eine halbe Schachtel pro Tag, würde ich sagen. Angefangen habe ich mit 18 Jahren."
- **A:** „Aha, Sie rauchen also seit 10 Jahren?"
- **P:** „Ja."
- **A:** „Darf ich Sie noch fragen, ob Ihr Vater, Ihre Mutter oder Ihre Geschwister erkrankt sind, an ernst zu nehmenden Beschwerden leiden, also z. B. Krebs, Bluthochdruck, Zucker?"
- **P:** „Mein Vater hat seit Jahren hohen Blutdruck. Meine Mutter hat Zucker. Und diese Schmerzen im Bein, so wie ich gerade welche habe, hatte sie auch schon mehrmals. Meine Schwestern sind, soweit ich weiß, gesund."
- **A:** „Sie sagten bereits, dass Sie als Verkäuferin arbeiten. Sind Sie verheiratet? Haben Sie Kinder?"
- **P:** „Nein, verheiratet bin ich nicht, und Kinder habe ich auch noch keine."
- **A:** „Gut, ich denke, ich habe vorerst alle für mich wichtigen Fragen gestellt. Haben Sie noch Fragen? Gibt es noch etwas, das Sie mir sagen möchten?"
- **P:** „Nein, ich glaube nicht."
- **A:** „Als nächstes würde ich Sie gerne körperlich untersuchen."

Printed in the United States
by Baker & Taylor Publisher Services